AF319038

Te 69
514

S147437

ÉTUDE COMPARATIVE

DU TRAITEMENT

DES

ABCÈS DE LA CORNÉE

PAR

LA CHALEUR ET LE FROID

PAR

Le Dr André BOULLET

Ancien Élève de l'École du Service de Santé militaire
Médecin stagiaire au Val-de-Grâce

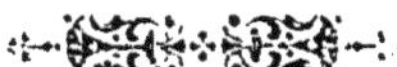

LYON

ASSOCIATION TYPOGRAPHIQUE

F. PLAN, RUE DE LA BARRE, 12.

—

1890

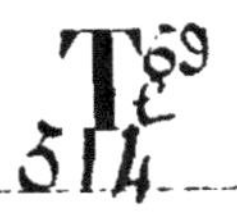
T⁵⁹
514

ÉTUDE COMPARATIVE

DU TRAITEMENT

DES

ABCÈS DE LA CORNÉE

PAR

LA CHALEUR ET LE FROID

PAR

Le Dr André BOULLET

ANCIEN ÉLÈVE DE L'ÉCOLE DU SERVICE DE SANTÉ MILITAIRE
MÉDECIN STAGIAIRE AU VAL-DE-GRACE

LYON

ASSOCIATION TYPOGRAPHIQUE

F. PLAN, RUE DE LA BARRE, 12.

1890

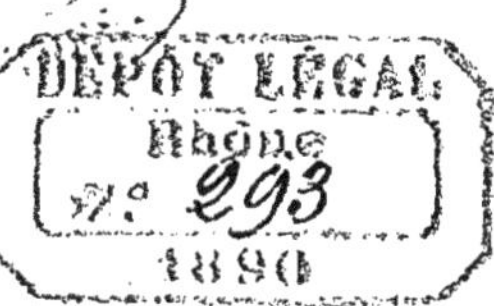
DÉPÔT LÉGAL
Rhône
n° 293
1890

Te. 69
514

A LA MÉMOIRE DE MA MÈRE

A MON PÈRE

A MON ONCLE, AUGUSTIN BELLISLE

A TOUS MES PARENTS

A MES CHEFS DE L'ÉCOLE DU SERVICE DE SANTÉ MILITAIRE

A M. LE DOCTEUR MAURIAC (DE PARIS)

MÉDECIN DE L'HÔPITAL DU MIDI
LAURÉAT DE L'INSTITUT ET DE L'ACADÉMIE DE MÉDECINE
CHEVALIER DE LA LÉGION D'HONNEUR

Témoignage de Reconnaissance.

A MON PRÉSIDENT DE THÈSE :

MONSIEUR LE PROFESSEUR GAYET

PROFESSEUR DE CLINIQUE OPHTALMOLOGIQUE A LA FACULTÉ DE MÉDECINE DE LYON
CHIRURGIEN HONORAIRE DE L'HÔTEL-DIEU
CHEVALIER DE LA LÉGION D'HONNEUR

A MON EXCELLENT MAITRE :

MONSIEUR LE PROFESSEUR J. TEISSIER

PROFESSEUR DE PATHOLOGIE INTERNE A LA FACULTÉ DE MÉDECINE DE LYON
MÉDECIN DES HÔPITAUX

INTRODUCTION

On a beaucoup employé soit le froid, soit la chaleur, dans les abcès de la cornée; les uns prétendent que le premier est préférable, tandis que d'autres préconisent le second. Il nous a paru intéressant, sur les conseils de notre maître, M. le professeur Gayet, d'attirer l'attention sur cette question et de rechercher les avantages et inconvénients de ces deux modes de traitement.

C'est donc M. le professeur Gayet qui a été l'inspirateur de ce travail, c'est lui qui, avec sa bienveillance et son affabilité ordinaires, a bien voulu mettre à notre disposition l'admirable collection d'observations qu'il possède; nous sommes heureux, ici, de pouvoir le remercier sincèrement de cette grande marque de faveur et de l'honneur qu'il nous a fait en acceptant la présidence de notre thèse.

M. le Dr Meurer, chef de clinique ophtalmologique, a également droit à toute notre reconnaissance, pour nous avoir prodigué si souvent et son temps et ses conseils.

Nous avons mis à contribution le talent de dessinateur de notre ami Coup, qu'il reçoive nos sincères remercîments.

Nous ne nous sommes pas fait illusion sur la difficulté de notre tâche, nous avons senti maintes fois notre faiblesse; mais la bonne volonté que nous n'avons pas mesurée est un sûr garant de l'indulgence de nos juges.

Notre monographie comprendra quatre chapitres:

Dans le premier, nous avons rapidement fait l'histoire de la question.

Le second est consacré à l'examen de la chaleur humide et de la chaleur sèche, à montrer leurs avantages et leurs inconvénients.

Il en est de même du froid dans le chapitre III. Nos obervations sont consignées dans le quatrième chapitre; nous regrettons que ces traitements n'aient pas été employés assez souvent, à l'exclusion de tout autre, les résultats auraient été plus probants.

Enfin, viennent nos conclusions.

Arrivé au terme de nos études médicales, nous tenons à remercier tous les maîtres qui ont bien voulu nous témoigner de l'intérêt, et en premier lieu les professeurs de la Faculté de Bordeaux, qui ont guidé nos premiers pas. Que M. le professeur agrégé Pousson, en particulier, reçoive ici l'expression de toute notre reconnaissance ainsi que M. le professeur Badal, qui a bien voulu nous donner son appréciation personnelle sur les traitements que nous allons étudier.

Nous avons rencontré à Lyon, auprès de M. le professeur Teissier, un appui dont nous ne saurions trop remercier ce maître vénéré.

Nous nous garderions d'oublier M. le professeur Rollet, MM. les professeurs agrégés Perret et Augagneur, qui nous ont témoigné si souvent de l'intérêt.

Enfin, que M. le Dr Mauriac accepte ce faible témoignage de reconnaissance, pour la sollicitude dont il a sans cesse fait preuve à notre égard.

ÉTUDE COMPARATIVE

DU

TRAITEMENT DES ABCÈS DE LA CORNÉE

PAR LA CHALEUR ET LE FROID

CHAPITRE PREMIER

Historique.

De la chaleur. — Les opinions les plus diverses ont été émises sur le mode d'action des différents traitements, à proprement parler médicaux, proposés en vue de la résorption du pus dans les abcès de la cornée, et sur le genre d'intervention au point de vue chirurgical, pour lui donner issue. Sans vouloir insister sur toute la thérapeutique employée jusqu'à ce jour dans les abcès de la cornée, ni l'étudier spécialement, ce qui nous éloignerait sensiblement de notre sujet, nous avons cru bon, avant d'entrer en matière, d'en dire quelques mots.

La période de thérapeutique chirurgicale s'ouvrit avec les anciens (Galien), et continua avec le moyen-âge (Ambroise Paré); ce genre d'intervention ne fut pas toujours exclusivement employé, mais on y eut sans cesse recours dans les cas où les ressources du traitement purement médical étaient épuisées et où l'affection s'aggravait. Des ophtalmologistes éminents Græfe, Sœmisch modifièrent les différents procédés, et en 1876, notre maître, M. le professeur Gayet et le Dr Martinache portaient, les premiers le fer rouge sur l'œil et faisaient connaître le traitement des abcès de la cornée par la cautérisation ignée, qui devait donner de si bons résultats.

Quant au traitement médical, il a beaucoup varié; mais le froid et surtout la chaleur, dont nous allons nous occuper, paraissent avoir joué un grand rôle. Cette faveur est-elle justifiée ? C'est ce que nous allons rechercher.

Nous n'avons pu connaître si Galien, Ambroise Paré avaient employé la chaleur pour combattre les suppurations cornéennes. Saint-Yves (1) est le premier qui s'en soit servi, et encore accordait-il plus de confiance au lavage lui-même, ne donnant que peu d'importance à la température du liquide qu'il employait. Il appliquait d'abord de l'eau distillée de camphre et ensuite « de la dissolution de pierre divine dans l'eau commune, qui nettoie et cicatrise les plaies. » Si le pus ne se résorbe pas, Saint-Yves fait alors une incision à la cornée transparente, au-dessous du « trou

---

Saint-Yves : *Traité des maladies des yeux.*

de la prunelle » et pousse une injection d'eau tiède avec une petite seringue, laquelle, ajoute-t-il « lave et charrie le pus avec elle en ressortant. » Il emploie ensuite des compresses trempées dans une infusion chaude de rose, plantain, fenouil, dans lesquelles on battra un blanc d'œuf.

Dès 1742, Gmelin recommandait dans l'hypopion, pour faire résorber le pus, l'application pendant plusieurs heures dans la journée, de compresses trempées dans une infusion aromatisée chaude et que l'on remplaçait la nuit par des cataplasmes.

Gendron (1788) s'exprime ainsi (1) : « Dans les « commencements, tant qu'il y aura de l'inflammation « on se servira de bains de vapeur faits soit avec le « lait bien chaud, ou avec l'eau commune, ou bien « avec un mélange de l'un et de l'autre, ou avec de « l'eau de fleurs de sureau. Lorsque la liqueur ne « sera plus que tiède, on s'en bassinera l'œil, on aura « soin de répéter ces bains de vapeur fréquemment. « L'inflammation calmée, si l'on s'aperçoit que le « dépôt se résorbe, on doit lui aider par des topiques « convenables. »

Comme on le voit, Gendron est d'avis de n'employer la chaleur que tant qu'il existe du pus dans la chambre antérieure ; dès que la résorption se fait, il a recours aux topiques. C'est là un point important sur lequel nous aurons l'occasion de revenir.

Scarpa (1811) a obtenu d'excellents résultats (2) au

(1) Gendron : *Traité des maladies des yeux.*
(2) Scarpa : *Traité pratique des maladies des yeux.*

moyen d'infusions chaudes de feuilles de mauve, et surtout, dit-il, d'eau tiède simple. Il cite le cas d'une jeune fille soignée par Nannoni, qui avait été frappée dans l'œil par un épi de grain. Il en résulta un abcès de la cornée en forme de croissant. Scarpa, consulté pour donner son avis et dire s'il y avait lieu de donner issue au pus par une incision, lui fit fomenter l'œil et le front avec de l'eau tiède, l'inflammation cessa et le pus se résorba, ce qui provoqua l'étonnement de Scarpa, étant donnée la simplicité du traitement.

Les compresses chaudes continuèrent longtemps encore à être en faveur auprès des ophtalmologistes. Tous les préconisent, et en 1835, nous voyons encore le professeur Rognetta [1] conseiller les fomentations de lait tièdes comme traitement des kératites suppuratives. L'ophtalmologie avait subi un arrêt pendant les quarante années qui venaient de s'écouler; la chaleur ne donna pas les bons résultats qu'on attendait d'elle, et en face de cas d'abcès cornéens restés stationnaires ou aggravés pendant le traitement, on demanda à la chirurgie oculaire d'intervenir d'une façon plus efficace. De Græfe, Sœmisch perfectionnèrent les diverses méthodes auxquelles on avait recours pour ouvrir une voie au pus. Des défenseurs surgirent : Yardin, Sichel, Pomier, dans leurs thèses inaugurales, montrèrent dans quel discrédit était tombé le traitement par la chaleur.

Cependant, ce dernier n'avait pas été complètement abandonné. De Wecker, avant d'intervenir,

---

[1] ROGNETTA : *Leçons sur les maladies des yeux.*

appliquait pendant de longues heures des compresses chaudes, qu'il faisait renouveler à chaque instant.

Le D' Margulies avait également présenté à l'Académie de médecine un appareil destiné à donner des douches oculaires à diverses températures. Nous regrettons de n'avoir pu retrouver sa description. Poiseuille avait été nommé rapporteur, et le rapport ne fut jamais fait.

Ce qui manquait surtout aux partisans de la chaleur humide, c'était un moyen de maintenir la température uniforme et de l'élever ou de l'abaisser à volonté. C'est alors que José Lourenço, de Bahia (1), appela l'attention des oculistes sur un appareil qu'il venait de faire construire par Collin. Cet appareil permettait non seulement de régler la température et de la modifier, mais donnait encore à volonté des douches d'eau chaude, de vapeur, ou de diverses infusions médicamenteuses.

C'est un globe métallique, rempli d'eau jusqu'à moitié et chauffé par une lampe à esprit de vin. Une tige à coulisse et graduée, à laquelle est fixée une plaque, est chargée de maintenir le malade à une distance donnée en rapport avec le degré de chaleur que l'on veut obtenir. Deux autres tiges, bifurquées et creuses, percées d'orifices, lancent deux jets de vapeur. Le contact de la vapeur et du globe oculaire n'est pas direct, c'est une compresse appliquée sur les yeux qui sert d'intermédiaire. Enfin, une soupape de sûreté est jointe à l'appareil. On place le tout sur

____

(1) *Journal d'ophtalmologie*, t. I", 1872, p. 121.

une table devant laquelle est assis le malade, qui a son front appliqué contre la plaque située au bout de la tige mobile. On recule ou on avance la plaque pour déterminer le degré de température qu'on désire donner à la douche; un thermomètre est placé devant l'œil, de telle sorte qu'une distance donnée de la plaque peut correspondre à telle ou telle température. C'est ordinairement entre 30 et 40° qu'est portée cette température.

Cet appareil, à notre avis, a un inconvénient, il ne permet pas d'avoir une température absolument cons·tante, à moins que le globe métallique n'ait un très grand volume; il n'est pas possible de maintenir la douche pendant un assez long temps. De plus, l'humidité de la compresse doit se changer, au bout d'un moment, en un véritable déluge fort désagréable pour le malade.

Pour Lourenço, c'est la chaleur humide qui agit le plus et qui constitue le véritable agent thérapeutique, en calmant la sensibilité et l'irritation de l'œil malade, tandis que d'autre part elle a une action excitante sur la vascularisation en général. De plus, elle provoque une absorption plus grande, ainsi qu'une résorption des exsudats épanchés dans la cornée.

L'auteur a employé ce traitement avec succès dans les cas de kératite interstitielle et de kératite à hypopion.

Boncour, la même année, en rapportait les effets salutaires et insistait sur ce fait qu'il diminuait les symptômes fonctionnels douloureux des abcès : douleurs de tête, douleurs ciliaires, péri-orbitaires, etc.

De Grœfe (1) et Sœmisch distinguent plusieurs sortes d'abcès cornéens au point de vue étiologique, par suite, d'après eux, tel traitement est indiqué dans certains cas, contre-indiqué dans d'autres. Ils traitent, par exemple, les abcès consécutifs à la conjonctivite pustuleuse, par la chaleur humide. Il faut, disent-ils, employer avec l'atropinisation de l'œil la chaleur humide et éventuellement le bandeau compressif.

Pour l'ulcus serpens, on doit se servir de compresses trempées dans de l'eau à 30° Réaumur et les renouveler tous les quarts d'heure.

Galezowski (2) fit connaitre, en 1879, à la Société d'ophtalmologie, qu'il avait traité plusieurs abcès de la cornée, survenus sous l'influence du froid, par des fomentations chaudes continues, faites pendant une heure trois fois par jour. Il avait introduit quelques modifications dans l'application de la chaleur humide, il abandonna les simples compresses et se servit d'un morceau de peau de chamois, plié en quatre, qu'il appliquait directement sur l'œil; par-dessus, était placée une éponge fine imbibée dans de l'eau chaude renouvelée tous les quarts d'heure, le tout étant maintenu avec un bandeau. « Par ce moyen, j'obtiens, dit-il, assez facilement une température élevée et uniforme, ce qui est une condition pour rétablir la nutrition de la cornée. »

Mais là encore, il fallait compter sur l'exactitude d'une garde-malade, ou le zèle d'un infirmier pour

(1) De Grœfe et Sœmisch : *Handbruch der gesammten Augen heil kunde*, vol IV.

(2) *Journal d'ophtalmologie.*

renouveler les compresses, et ces deux conditions se trouvent bien rarement réalisées.

La même année, M. Valude (1), traitant de la kératite à hypopion chez les enfants et de son traitement, s'arrête un instant sur la chaleur. Il analyse un passage de de Grœfe, par Coster, que nous reproduisons ici : « Le chaud humide réussit très bien dans les « affections inflammatoires des parties antérieures « du globe oculaire, dilate les vaisseaux et amène une « hyperhémie plus ou moins active, avec toutes ses « conséquences secondaires. Il le recommande en « particulier dans l'infiltration purulente passive qu'on « observe chez les enfants âgés de moins de huit ans. « On doit appliquer des cataplasmes de camomille, « dont on élève la température jusqu'à 32° et 40°, il « faut les changer toutes les cinq minutes et les sus- « pendre quinze minutes pas heure, jusqu'à démar- « cation inflammatoire nettement établie, c'est-à-dire « jusqu'à l'apparition du limbe gris annonçant la « réparation. »

« L'expérimentation, ajoute Valude, est venue con- « firmer le résultat de ces observations, et on a vu « que la chaleur humide, en facilitant la nutrition de « la cornée, hâte la génération de cellules nouvelles, « et par conséquent la réparation des pertes de sub- « stance.

« Mais on a fait à cette méthode une objection « grave, surtout dans la forme de kératite qui nous « occupe, c'est de faciliter la production du pus.

(1) VALUDE : Thèse de Paris, 1879.

« Aussi, n'a-t-elle jamais été employée dans nos ob-
« servations; mais à en juger par les services qu'elle
« rend dans d'autres formes de kératites (parenchy-
« mateuse et vasculaire), on est en droit de penser
« qu'elle serait d'une grande utilité quand le pus a
« disparu et qu'il ne reste plus que l'ulcère. Des
« compresses trempées dans une infusion de camo-
« mille bien chaude, et renouvelées fréquemment,
« seront d'une application plus facile que le cata-
« plasme de de Grœfe. » Comme on le voit par ce qui
« précède, l'auteur revient aux compresses de camomille et les préfère aux cataplasmes fabriqués par de
Grœfe avec la même substance.

L'opinion émise par Valude nous paraît très juste.
Il a, en effet, constaté les bons effets de la chaleur
humide dans les douleurs péri-orbitaires consécutives
à l'abcès; mais il a remarqué que dans la majeure
partie des cas, le dépôt purulent non seulement était
resté stationnaire, mais avait augmenté d'une façon
notable.

Tel n'est pas l'avis de M. Panas, qui conseille les
compresses d'eau chaude, dans le but d'exciter la
vitalité du tissu cornéen, alors que l'abcès est formé
(Vagnat) (1). Il les range même parmi les moyens de
faciliter la résorption du pus et la résolution des
lésions de la cornée.

« Les applications locales humides agissent, par
« leur température, principalement sur les parties
« antérieures du globe oculaire, aussi est-ce dans les

(1) Vagnat : Thèse de Paris, 1879.

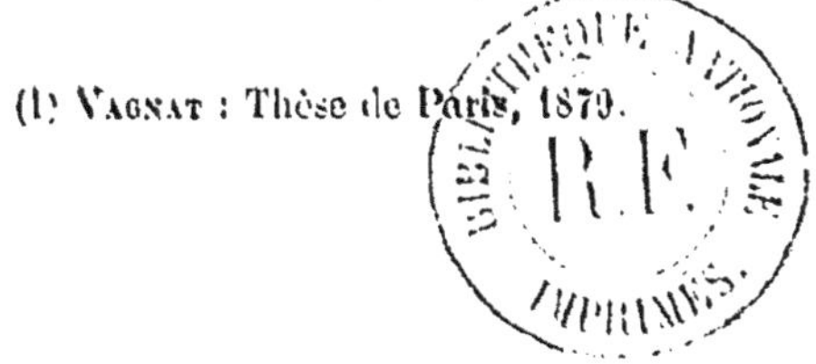

« affections inflammatoires de la cornée et de la
« conjonctive qu'elles conviennent le mieux.

« L'effet du chaud humide sera de dilater les
« vaisseaux et d'y développer une hyperhémie plus
« ou moins active, avec toutes les conséquences
« secondaires, tandis que le froid produira des effets
« exactement inverses. Il suit de là que c'est sur
« l'importance de l'élément vasculaire dans ces
« maladies que nous devons nous guider pour recom-
« mander l'emploi des compresses chaudes ou
« froides. »

Tartivel se range à l'avis de M. Panas, les compresses chaudes constituent, pense-t-il, un traitement
même préventif, car après avoir usé tout d'abord
des applications froides sur lesquelles il compte pour
obtenir un soulagement à la douleur, on doit bien
examiner l'état de l'œil, et si l'on rencontre une sensibilité excessive au toucher, c'est que la suppuration
va apparaître et il ne faut pas craindre alors d'employer les fomentations chaudes, en vue d'améliorer
et de circonscrire le travail suppuratif.

La compresse chaude de M. Panas est un carré de
flanelle recouverte du côté correspondant à l'œil
d'une pièce en toile fine; cette compresse est trem-
pée dans l'eau ou l'infusion chaude, puis exprimée
légèrement, et immédiatement appliquée sur l'œil.
Pour éviter le dessèchement et pour maintenir la
compresse à un degré constant de température, on
recouvre le tout d'un morceau de taffetas gommé
dépassant en tous sens le linge et la flanelle.

On peut dire que, malgré la découverte et les

beaux résultats donnés par la cautérisation ignée, de
1879 à 1885, la chaleur humide tenait la première
place dans la thérapeutique de l'affection qui nous
occupe. Bogher (1) dit qu'elle dilate les vaisseaux et,
favorisant la circulation, active par suite l'arrivée
des matériaux nutritifs. Sous son influence les douleurs cessent et la réparation commence à se faire.
Pour lui, on doit se servir de compresses chaudes,
aussi chaudes que l'œil peut les supporter, on les
trempe dans de l'eau de camomille. Trois ou quatre
applications, d'un quart d'heure chaque fois, sont suffi-
santes dans la journée. Quant à la question de la durée
de ce traitement, c'est le malade qui doit la fixer, les
douleurs cessant au début pour reparaitre plus tard.
Bogher termine en disant qu'il conseille plutôt de
prendre une solution d'acide borique.

La chaleur, sous forme de compresses chaudes, fut
également employée, vers cette époque, par M. le
professeur Gayet, à la clinique de Lyon; mais
comme on le verra, en examinant les observations
correspondantes, on fut presque toujours dans l'obligation d'associer soit l'atropine ou l'ésérine, soit la
ponction de la chambre antérieure, soit encore la
cautérisation ignée, pour arriver à des résultats satis-
faisants.

M. le professeur Badal, notre ancien maître de la
Faculté de Bordeaux, qui a eu l'obligeance de nous
donner son appréciation personnelle sur le traitement
des abcès de la cornée par la chaleur, nous dit avoir

(1) Boonen : Thèse de Paris, 1880.

fréquemment usé de la compresse chaude, mais s'être presque toujours trouvé dans l'obligation d'intervenir chirurgicalement.

Les antiseptiques en solutions chaudes remplacèrent alors, avec plus de soins, il faut l'avouer, les applications d'eau simple. La thèse de Thoumas (Paris, 1886) nous en fournit de nombreux exemples. Les substances antiseptiques employées varièrent beaucoup; néanmoins, les plus en vogue étaient et sont encore l'acide borique (acide borique, 30 gr., eau distillée, 1,000 gr.), ou encore le biiodure d'hydrargyre, dans les proportions suivantes (Panus) :

Biiodure d'hydrargyre. . .   0,05 centigr.
Alcool . . . .   20 gr.
Eau distillée . . . .   1,000 gr.

Il était difficile, néanmoins, de se rendre compte de la plus ou moins grande efficacité de la chaleur, tant que les deux causes d'erreur subsistaient, à savoir, d'abord la température, qui ne se maintenait pas constante, et l'application, qui n'en était pas régulière. C'est alors que M. le professeur Gayet imagina une disposition fort ingénieuse qui les supprimait, et c'est cet appareil que nous aurons l'occasion de décrire dans le chapitre suivant.

Otto Becker, à Heidelberg, avait déjà fait installer un appareil à peu près identique à celui de M. le professeur Gayet; le serpentin était en plomb au lieu d'être en verre.

Signalons enfin, pour être complet et si toutefois on peut considérer le traitement que nous allons rapporter comme pouvant être de quelque utilité dans les abcès cornéens, bien qu'il n'ait jamais été expérimenté, la méthode thérapeutique du D' Chapmann, en 1878, basée sur le principe suivant : on peut augmenter ou diminuer la circulation du sang dans les ganglions du grand sympathique et dans l'axe cérébro-spinal. Pour augmenter cette activité, on applique la chaleur le long de la colonne vertébrale. De l'eau, dont la température peut varier de 44 à 49° centigrades, est contenue dans un sac de caoutchouc formé de deux tubes parallèles tenus à une certaine distance l'un de l'autre, se joignant par le haut et par le bas. La chaleur se trouve ainsi appliquée sur deux colonnes ; cet arrangement a pour objectif d'agir à un degré maximum sur les ganglions du grand sympathique et à un degré minimum sur la moelle épinière. C'est ainsi que le D' Chapmann a obtenu la cessation de douleurs péri-orbitaires dues à la migraine ophtalmique. Cet appareil rendrait-il de grands services dans le cas qui nous occupe et supprimerait-il les douleurs céphaliques qui accompagnent les abcès cornéens ? C'est ce que nous ne pouvons affirmer. L'idée était ingénieuse et méritait d'attirer l'attention.

2° Du froid. — L'usage du froid comme agent thérapeutique dans les exsudats purulents de la chambre antérieure et même dans les autres affections oculaires ne semble pas avoir été autrefois en honneur auprès des ophtalmologistes.

Depuis la plus haute antiquité, on connaissait cependant le pansement à l'eau froide plus ou moins mélangée à des substances aromatiques, dans le traitement des plaies, mais personne n'a pensé à s'en servir dans les affections oculaires.

Chemin faisant, nous rencontrons le froid préconisé par Larrey, Sanson, Amussat, Carron du Villard, Rognetta et Sichel (1) dans les cas de phlegmons oculaires. Le dernier s'exprime ainsi : « Le froid trouve un emploi très étendu dans les affections de l'organe visuel. C'est surtout l'application externe de l'eau froide à tous les degrés, dont l'usage est pour ainsi dire indispensable dans un grand nombre de maux d'yeux. »

La Corbière (2), parlant du froid et de son emploi dans les mêmes circonstances, croit utile d'y ajouter des principes végétaux ou minéraux, tels que le mélilot, le thé, le son de Provins, le fenouil, etc.

Sœmisch a peu employé le froid, et dans un chapitre de son ouvrage, dans lequel il traite des abcès consécutifs à la blennorrhagie, il nous dit que les compresses de glace, qui ont une action remarquable dans l'ophtalmie blennorhagique, ont une influence particulièrement défavorable sur l'abcès de la cornée consécutif et l'on doit cesser immédiatement leur emploi dès que ce dernier apparait.

Dans la kératite à hypopion, suite de conjonctivite pustuleuse, de Grœfe et Sœmisch ne parlent pas du froid, et dans les autres cas, ce dernier nous dit simplement qu'avec la chaleur humide, une antiphlogose par le froid et les émissions sanguines peut avoir aussi son utilité.

(1) Sichel : *Traité des maladies des yeux.*
(2) La Corbière : *Traité du froid*, Paris, 1866.

Chapmann a employé le froid en applications sur la colonne vertébrale pour diminuer la circulation du sang dans les ganglions du grand sympathique de même qu'il a employé la chaleur pour l'augmenter.

De Latour-Saint-Ygest a vu employer dans la kératite à hypopron les compresses froides sans obtenir aucun résultat bien marqué.

Le professeur Badal s'en est servi quelquefois, et n'en a jamais rien obtenu. Enfin, notre maître, M. le professeur Gayet a, tour à tour, usé des applications de glace et des compresses froides. Rien de bien net n'est venu démontrer l'utilité d'un pareil traitement. Nous reproduirons, à la fin de ce travail, les quelques cas dans lesquels M. Gayet a cru devoir recourir à ce procédé ; il n'y a là rien de concluant. Nous allons avoir l'occasion de revenir sur cette question du froid, sur la façon dont il agit, sur le peu d'avantages qu'il présente, eu égard aux accidents auxquels on est exposé dans son emploi et à ses nombreux inconvénients.

CHAPITRE II

De la Chaleur.

—

Bien que la cornée ne possède pas de vaisseaux, les globules blancs qu'on retrouve dans les exsudats purulents de la chambre antérieure viennent du torrent circulatoire. Nous savons que Cohnheim a considéré les cellules embryonnaires de la cornée enflammée comme produites par l'entrée, dans les interstices du tissu cornéen, des globules blancs provenant du courant sanguin à travers la plaie initiale ou à travers les vaisseaux du voisinage, et ceux qui se forment plus tard au pourtour de la plaie et de l'ulcère. D'un autre côté, Dehenne pense que le pus proviendrait soit de l'ulcération elle-même, déversant le pus dans la chambre antérieure, après avoir perforé la membrane de Descemet, soit enfin d'une diapédèse des globules blancs venant des vaisseaux iriens enflammés par voisinage.

Pour démontrer la provenance exacte de ces leuco-cytes, Cohnheim s'est servi de grenouilles auxquelles il avait injecté dans les veines des substances colo-rantes finement pulvérisées. Il constata que bon nombre des leucocytes immigrés dans la cornée con-tenaient des particules colorées. Il obtint le même résultat en choisissant des grenouilles atteintes de mélanémie, dont les leucocytes possédaient alors en grande quantité les grains noirs charriés par le sang (1).

De même, si l'on irrite la cornée d'une grenouille dont le sang a été remplacé par une solution de chlorure de sodium à 0,75 pour cent, le tissu cor-néen reste transparent, et il ne se forme pas de pus aux dépens des cellules fixes.

Il est donc prouvé aujourd'hui que les abcès cornéens présentent les mêmes caractères que ceux des autres parties de l'organisme, l'application locale du chaud et du froid, dans le but de parer aux deux grands symptômes, la douleur et la formation du pus, va avoir les mêmes conséquences; c'est ce que nous allons examiner.

Disons tout d'abord que la chaleur peut être uti-lisée de deux façons bien différentes : à l'état de chaleur humide ou à celui de chaleur sèche.

A. — *De la chaleur humide.* — Les différents au-teurs ont employé la chaleur humide sous diffé-rentes formes. Nous avons, dans le chapitre précé-

(1) Eberth : *Virch.-Archiv.*, XLIX, 1870.

dent, signalé en passant quelques-uns de ces moyens. C'est ainsi qu'après les applications tièdes de plantain, dont usait Saint-Yves, nous avons eu à parler des bains de vapeur avec le lait très chaud, l'eau à la même température, ou bien encore l'eau de fleurs de sureau dont usait Gendron.

La douche chaude, à proprement parler, ne fit, on peut le dire, que de courtes apparitions, et ce fut la compresse qui fut le plus longtemps en honneur. De Græfe, Sœmisch, l'appliquèrent en la modifiant plus ou moins ; Galezowski, comme nous avons eu occasion de le voir, chercha à en supprimer les inconvénients ; mais elle fut toujours considérée comme étant le seul moyen commode d'appliquer la chaleur humide.

Les effets de la compresse sont à peu de chose près, dit Hébert, ceux d'un bain local plus ou moins prolongé, et ils doivent être rapportés à trois facteurs, d'abord la chaleur qu'elle dégage, puis l'humidité qu'elle entretient, et enfin la pression qu'elle exerce ou qui est exercée sur elle par un bandeau ou tout autre lien constricteur.

La chaleur relâche les tissus, dilate les vaisseaux, diminue la plasticité du sang et de la lymphe et favorise la migration des leucocytes. C'est ce que nous observons en examinant les effets produits par le cataplasme sur un point de l'organisme, siège d'une inflammation.

Mais lorsqu'une compresse ou un cataplasme se trouve avoir le même degré de chaleur que la partie du corps sur laquelle elle est appliquée, elle tend à mettre cette partie en équilibre de température avec l'atmosphère en s'y mettant elle-même; la sensation qu'elle produit alors n'est plus une sensation de chaleur, c'est une sensation de froid. Cette chaleur elle-même dilate les vaisseaux et rétablit ainsi la circulation par appel sanguin; le froid, par la constriction qu'il exerce sur les tissus congestionnés, peut la rétablir également en faisant repasser dans le torrent circulatoire les globules sanguins dont la marche était entraînée dans les vaisseaux capillaires. Voilà donc un inconvénient et le plus sérieux de l'application des compresses chaudes.

Nous sommes ainsi amené à parler de la température à laquelle sont portées les compresses dites chaudes. Nous conviendrons d'appeler compresses chaudes les applications de chaleur humide à la température du corps et pouvant être par conséquent portées jusqu'à 38 et 40°.

Les différents auteurs qui les ont préconisées ont employé les termes de compresses tièdes et de compresses chaudes; mais c'est là une distinction dont on ne doit pas tenir grand compte. En effet, outre que ces deux termes étaient synonymes dans l'esprit de beaucoup d'entre eux, il faut remarquer qu'une compresse chaude, c'est-à-dire àune température supérieure à 40°, est vite ramenée à la température du corps par sa tendance au refroidissement.

Nous avons bien, dans notre chapitre IV, formé deux groupes d'observations portant le titre de compresses tièdes et de compresses chaudes: mais il ne faut voir là qu'un moyen de rapporter strictement et fidèlement la nature du traitement employé. Si nous examinons ces observations, nous voyons combien les succès ont été peu considérables. Nous y rencontrons beaucoup d'abcès cornéens restés stationnaires, beaucoup plus encore ayant subi une augmentation notable et nécessité un traitement plus énergique. Seules les douleurs péri-orbitaires ont beaucoup diminué.

Nous regrettons d'avoir à publier des observations dont les résultats ne sont pas plus nets, étant donnés les différents autres traitements qui étaient combinés à l'action de la chaleur.

Quel est maintenant le rôle de l'humidité, ce second facteur que nous avons à considérer dans la compresse? D'une façon générale, nous pouvons dire qu'elle agit à la manière d'un bain local ; mais nous savons que sur une partie quelconque du corps elle produit des effets différents selon que la surface sur laquelle elle est appliquée est ou n'est pas recouverte d'épiderme. Dénudée, la peau jouit d'une grande puissance d'absorption, tandis que dans le cas contraire, cette dernière n'a lieu qu'avec une grande difficulté et après un contact très longtemps prolongé. Il en est donc ainsi pour la surface cutanée, mais admettrons-nous qu'il en est de même pour la cornée et qu'il se fait une infiltration de liquide à travers les lames de cette membrane? Nous ne le croyons pas, mais l'avantage réel de l'humidité sur l'œil consiste dans son action émolliente, elle empêche le globe oculaire de se dessécher, et par suite les douleurs qui en seraient la conséquence.

Quant à la pression exercée sur l'œil en maintenant la compresse par un bandeau, nous ne lui attribuons qu'un rôle négatif sur l'hypopion lui-même.

Le bandeau compressif a été employé seul et sans le secours d'une autre médication, il n'a pas donné les résultats qu'on en attendait et n'a jamais été pour quelque chose dans la résolution du pus.

Avant de terminer ces considérations sur l'emploi de la chaleur humide dans les abcès de la cornée, nous dirons quelques mots sur la nature des liquides employés. Primitivement l'eau de plantain, de sureau, le lait, ont été appliqués en fomentations chaudes sur l'œil, puis l'infusion de camomille. Nous n'attribuerons qu'une action bien relative au principe lui-même de tous ces liquides, pour aborder un instant, bien que cela nous entraîne quelque peu hors de notre sujet, la question des antiseptiques en compresses chaudes.

Ce sont des liquides antiseptiques divers, en première ligne desquels nous citerons la solution la plus employée, celle d'acide borique à 30 pour 1000, le biiodure d'hydragyre, dans les proportions indiquées dans notre premier chapitre, l'acide phénique enfin, employé par Fieuzal en solution à 1/250 coupée avec moitié d'eau.

Deux actions se font sentir dans l'application de ces substances, la chaleur humide qui stimule la diapédèse et les antiseptiques qui sont là pour triompher de l'élément infectieux. Beaucoup de succès sont comptés à l'actif de ce traitement, qui coïncide avec les idées ayant cours aujourd'hui sur les abcès cornéens.

B. *De la chaleur sèche.* — Il était impossible de connaître les effets produits par l'application de la chaleur, considérant les résultats donnés par les compresses. L'humidité et la compression devaient être éliminés, et il était nécessaire d'établir la constance de la température.

C'est à M. le professeur Gayet et à Otto Becker, que revient l'honneur d'avoir fait connaître ce que pouvait la chaleur considérée en elle-même dans le traitement des abcès de la cornée. Non seulement la température peut être maintenue constante, mais on peut la graduer et l'appliquer pendant de longues heures. C'est par un ingénieux dispositif que notre maître est arrivé à faire disparaître ces inconvénients.

M. le professeur Gayet s'est servi, comme source de chaleur, du bouilleur vulgairement appelé chauffe-bains, de la maison Gourd et Dubois de Lyon. Ce bouilleur est entièrement en cuivre rouge fort, il porte un conduit d'eau étamé et couvert. Nous avons fait reproduire à la fin de notre travail le schéma de l'appareil, où il peut facilement être consulté.

Le bouilleur B reçoit l'eau qui doit être chauffée par le tuyau T. Ce tuyau est muni lui-même de trois robinets R R' R", le premier est un robinet forme clef, le second R' est triple, de façon à augmenter ou diminuer la quantité d'eau qui doit arriver dans le bouilleur, enfin, le robinet R" sert à ouvrir la source d'eau. Le conduit T est un conduit à gaz muni d'un robinet à allumeur, de telle sorte que le robinet étant ouvert, si on tourne ce même robinet, l'allumeur

peut aller enflammer le brûleur placé au-dessous de
la chaudière. Enfin, un autre tuyau T'' part d'un
ajutage situé à la partie inférieure du bouilleur.
L'eau chauffée arrive au moyen de ce tuyau dans un
flacon F, où un thermomètre t donne la température.
On a eu soin de placer le flacon à un niveau inférieur à
celui du bouilleur, de façon à ce que l'écoulement de
l'eau puisse se faire. Un siphon en verre et caoutchouc
fait passer l'eau du flacon dans un serpentin en verre,
concave, dans lequel peut se loger le globe oculaire.
Le niveau dans le flacon reste donc invariable. Du
serpentin, l'eau trouve issue dans un tuyau qui la
conduit au dehors dans un puisard.

Nous avons fait remarquer que le thermomètre t
du flacon donne la température exacte de l'eau, et l'on
peut modérer cette température en faisant arriver une
plus grande quantité d'eau, par la manœuvre bien
simple du triple robinet R''. Le globe oculaire n'est
pas en contact direct avec le serpentin en verre, on a
soin d'interposer une légère couche de ouate ; enfin,
on fixe le tout sur l'œil au moyen d'un bandeau.

La température moyenne atteinte par le courant
de chaleur est de 41° environ au minimum, on peut
néanmoins l'augmenter ou la diminuer, comme nous
l'avons vu plus haut, et généralement la chaleur est
portée à un degré aussi élevé que le malade peut la
supporter.

Quant à la durée des applications, elle a varié beaucoup, mais la plupart du temps l'appareil est maintenu une heure et demie environ au minimum, la
séance est renouvelée jusqu'à trois fois par jour.

Dans les quelques observations d'abcès cornéens traités par cette méthode que nous avons pu réunir, une chose nous a frappé particulièrement, c'est l'abolition presque immédiate de la douleur après une ou deux douches. Les malades disaient eux-mêmes qu'à peine le courant de chaleur était établi, les douleurs péri-orbitaires disparaissaient comme par enchantement, pour revenir après la séance, mais à un degré moindre. Au bout de plusieurs séances, ce retour ne se faisait plus sentir. Le pus avait disparu et les malades marchaient promptement vers la guérison, ne sortant presque tous qu'avec un léger leucome.

Nous devons donc nous demander de quelle façon ce courant de chaleur arrive à supprimer à la fois la formation du pus et les douleurs péri-orbitaires.

M. le professeur Gayet a constaté la présence dans les abcès de la cornée des éléments microbiens de la suppuration, des divers staphylocoques. On comprend très facilement que ce microbe, qui trouve dans un milieu, dont la température est de 30 à 35°, toutes les conditions favorables pour se multiplier, rencontre la compresse chaude, qui ne saurait être un milieu plus convenable à son développement, de là l'augmentation du pus.

Si nous portons le milieu à une température plus élevée, à laquelle M. le professeur Gayet porte son appareil, il est aisé de comprendre que les agents de la suppuration sont dans de mauvaises conditions pour se développer; l'abcès disparaitra. L'effet ne se fera plus sentir, puisque la cause sera supprimée; ainsi arriverons-nous à ne plus constater de douleur.

CHAPITRE III

Du Froid, de son action.

———

D'après la définition de M. Després, « est froid tout
ce qui est au-dessous de la température extérieure du
corps. » Nous conviendrons donc de donner ce nom,
dans le cas qui nous occupe, aux agents remplissant
ces conditions et destinés à être employé dans un but
thérapeutique. Bien que ce mode de traitement ait
été moins employé, il est nécessaire de connaître
son mode d'action. Nous citions tout à l'heure la
définition du froid de Després, mais nous nous empres-
sons d'ajouter qu'il existe plusieurs degrés de froid.
L'échelle se déroule entre 25° et 0°, température de
la glace fondante. C'est dire tout de suite qu'il y a
deux modes d'application du froid, les affusions ou
compresses d'eau froide, prise à la température de
15° environ, et les applications locales de glace.

A. *Des compresses froides.* — Dans l'usage du froid contre les abcès de la cornée, c'est surtout aux compresses froides que l'on a eu recours. Nous avons vu Lursey, Sanson, Amussat, La Corbière et surtout Sœmisch les préconiser, mais, d'une façon générale, on peut dire que les compresses chaudes les ont toujours supplantées. M. le professeur Gayet s'en est fort peu servi et a toujours considéré le froid comme un adjuvant. Il l'a associé aux divers traitements en vigueur : atropine, précipité jaune, cautérisation, etc.

Quelle est la nature des propriétés thérapeutiques du froid ? On a beaucoup discuté là-dessus, les uns prétendaient que c'était un excitant, tandis que d'autres lui attribuaient une vertu calmante et sédative. Nous n'insisterons pas sur l'humidité entretenue par les compresses froides, nous avons eu l'occasion, à propos de la chaleur humide, de formuler notre opinion sur sa valeur, et nous nous occuperons seulement de l'action du froid en lui-même, et tout d'abord de celle de l'eau à la température de la saison, appliquée localement.

Le froid, appliqué sur une surface telle que celle de la cornée, peut se propager de la périphérie à la profondeur. Or, la cornée enflammée voit sa température s'élever ; tout le monde, en effet, connaît l'expérience classique de Hunter, voulant démontrer la chaleur locale due à l'inflammation. Il introduisit dans la tunique vaginale d'un homme atteint d'hydrocèle un thermomètre, il trouva immédiatement après l'incision une température de 33°3, et le lende-

-main 34°8. M. Gillet de Grandmont a donné la démonstration directe de l'élévation de température dans les culs-de-sac conjonctivaux d'un œil enflammé. Le froid est appelé à abaisser cette température, c'est là son premier effet.

Quant à l'action du froid sur la sensibilité, elle consiste d'abord en une sensation d'autant plus désagréable, que la température de la peau et celle du milieu extérieur est plus accusée, jusqu'au moment où la réfrigération des téguments atteint un degré extrême, ce que nous allons examiner plus loin. Or, comme la température de l'un est en moyenne, dans nos climats, de 15°, cette sensation n'existe pour ainsi dire pas. De plus, l'eau froide appliquée sur l'œil tend à se mettre en équilibre avec la température que possède ce dernier et, cela au bout de quelques instants, la compresse d'eau froide est devenue une compresse d'eau tiède, c'est-à-dire un véritable émollient. La douleur, comme nous l'avons vu, pourra s'atténuer; mais cela au moment où la température de la compresse s'élèvera.

Il nous reste à étudier l'action de ce froid tempéré sur l'inflammation en général et sur la circulation. L'effet immédiat d'une réfrigération peu intense et de courte durée est de provoquer, au lieu d'application, une contraction vasculaire et, par conséquent, une anémie locale. Diminuant l'apport du sang, et favorisant la stase sanguine, elle s'oppose à une migration trop rapide des leucocytes. Sous l'influence du refroidissement, la vitalité des globules blancs est diminuée, dit M. Laveran, ces corpus-

cules adhèrent moins facilement et moins fortement
aux parois des vaisseaux, leur migration au travers
de ces parois devient par suite très difficile.

Nous venons de dire qu'au bout de quelques instants la température de la compresse froide s'élevait
et se mettait en équilibre avec celle de la partie sur
laquelle elle est appliquée, c'est après l'action, la
phase de réaction, les vaisseaux primitivement con-
tracturés se relâchent et livrent passage à une plus
grande quantité de sang, qui éprouve moins de résis-
tance à circuler. C'est la chaleur tiède qui va agir et
la migration des leucocytes qui va recommencer.
Voilà le grand inconvénient de la compresse froide ;
il faudrait donc la renouveler au moins toutes les
demi-heures. On a cherché en vain à remédier à cet
inconvénient, et pour notre part nous croyons qu'on
aurait pu essayer sur l'œil du pansement humide froid
de Malgaigne modifié par M. Després. On se serait
ainsi rendu compte très facilement des services que
pouvait rendre le froid humide en face des abcès cornéens.

Ce pansement se compose d'un linge troué recou-
vert de charpie mouillée dans un mélange d'alcool et
d'eau froide (ici nous supprimerions l'alcool), par-dessus on place des compresses mouillées et toutes les
demi-heures on arrose le pansement avec de l'eau
froide. Malgaigne lui avait donné le nom d'irrigation
intermittente. Ce pansement, en effet, dit M. Després,
pour être efficace, doit être toujours humecté, afin que
les malades sentent sans cesse un froid relatif, et lorsque la chaleur arrive, celle-ci se trouve de suite re-

froidie par l'arrivée d'une nouvelle quantité d'eau froide. Ce mode de pansement était utilisé en chirurgie proprement dite, et nous avons cru bon de le citer à titre de traitement par le froid humide à peu près parfait.

Maintenant que nous avons montré que les compresses froides appliquées sur l'œil, comme elles le sont aujourd'hui, sont impuissantes au bout d'un certain temps à empêcher la formation du pus, à moins de remplir les conditions que nous venons d'énumérer, voyons ce que peut le froid humide contre l'élément douleur, qui se manifeste d'une façon si violente, sous forme de douleurs péri-orbitaires dans les cas d'abcès cornéens.

Au premier abord, si l'on considère la sensation de froid produite par l'apposition de la compresse, on conçoit aisément que cette sensation produise un certain degré de stupeur momentanée, d'anesthésie, pour mieux parler, et va procurer au malade un bien-être relatif. Cet état pourrait se maintenir, en ayant soin de renouveler la compresse, mais cette dernière restant un laps de temps assez long sans être changée, la chaleur tiède agira comme émollient et l'intensité de cette douleur subira une série d'oscillations. Impuissance contre la douleur, impuissance contre la formation du pus ; voilà, croyons-nous, le bilan de la compresse froide.

Cependant, si l'on consulte les quelques observations d'abcès cornéens, de kératites à hypopion, traitées par les compresses froides, que nous rapportons, on verra que plusieurs malades ont été améliorés ;

mais, tantôt c'est l'atropine, tantôt le précipité jaune, tantôt la ponction, voire même la cautérisation, qui sont obligés de venir en aide à l'insuffisance du traitement.

B. *Des applications de glace.* — Les ophtalmologistes se sont fort peu servis de la glace en applications sur l'œil; en général, ils lui ont accordé peu d'efficacité dans les suppurations de la chambre antérieure, mettant du reste une certaine timidité à l'employer, à cause des accidents dont elle est souvent la cause.

Nous avons vu quelle était l'action de l'eau à la température de 15° environ et au-dessous, sur la sensibilité en général, ce qu'elle pouvait contre le pus. Considérons maintenant quels vont être ses avantages contre les mêmes éléments, lorsque la réfrigération est extrême.

Au point de vue de la sensibilité, la glace exerce une véritable action perturbatrice sur le système nerveux. Si l'on vient à faire une application locale de glace sur une partie qui est le siège d'une douleur violente, immédiatement la sensibilité de cette partie s'émousse, puis finit par être anéantie; à ce moment, la douleur a disparu. C'est ce qui arrive dans les applications de glace destinées à combattre les douleurs péri-orbitaires. Mais cette sensation fait bientôt place à une seconde comparable plutôt à celle causée par une brûlure qui se développe. Tels sont les effets de la glace sur le système nerveux, et à ce titre elle doit être rangée parmi les excitants physiques.

Le résultat de ces applications prolongées dans

les abcès cornéens, c'est que la douleur au lieu de diminuer augmente au bout de quelque temps.

Du côté de la circulation, nous observons non seulement un ralentissement du cours du sang, mais une véritable stase qui se produit à la longue. C'est ce qu'a démontré Hunter au moyen d'une expérience curieuse. Il a sectionné l'oreille d'un lapin, préalablement plongée durant une heure dans un mélange réfrigérant, et il a noté qu'il ne s'écoulait pas une goutte de sang, ce qui prouve bien que ce dernier avait cessé de circuler dans l'organe refroidi.

« On conçoit aisément, en effet, que le relâchement paralytique des vaisseaux comme le dit Labadie-Lagrave (1), qui succède à leur contraction initiale est tel qu'il en résulte une diminution excessive de la pression intra-vasculaire dans le département circulatoire influencé par le froid. »

Or, s'il s'agit d'un organe enflammé, la stase sanguine qui caractérise en partie le processus inflammatoire est exagérée par cette paralysie vasculaire engendrée par le froid. A un moment donné, l'arrêt du sang devient complet; il se forme des thromboses, et au lieu de favoriser le dégorgement de l'organe phlogose, le froid aboutit à la gangrène. Béhier a observé cet accident.

Le sphacèle possible de la cornée, voilà le vrai motif de l'abandon de la glace dans le traitement des abcès cornéens; car elle empêche la formation du pus. Cette première propriété l'a fait utiliser maintes fois

(1) Labadie-Lagrave : Thèse d'agrégation, Paris, 1878.

dans le but d'éviter la suppuration après l'opération de la cataracte (Magne).

La glace doit être pilée, placée dans un petit sachet et maintenue en place par un bandeau compressif; elle s'oppose à la formation du pus et tend à le faire disparaître. La douleur est parfois atténuée, d'autres fois augmentée, et peut même disparaître sous son influence.

Au commencement de ce travail, nous avons signalé les tentatives faites par Chapmann, en appliquant le froid et la chaleur à distance, dans le but de diminuer ou augmenter la circulation dans les ganglions du grand sympathique cervical. En effet, la nutrition de la cornée est sous la dépendance du nerf de la cinquième paire et du grand sympathique, et peut-être qu'en appliquant la méthode de Chapmann, on pourrait éviter la formation du pus, favoriser sa résorption et ne pas être exposé à voir les douleurs péri-orbitaires subsister et les accidents gangréneux se manifester. L'idée était originale et nous avons tenu à la signaler.

Dans nos observations, nous n'avons pas vu que cette action fût suffisante pour contrebalancer les inconvénients que nous devions en avoir, et nous n'en conseillerons pas l'emploi. Nous terminerons en disant que les agents de la suppuration ne résistent pas à cette température, ce qui explique l'effet salutaire de ce traitement sur les abcès eux-mêmes.

CHAPITRE IV

Observations.

—

Les observations qui vont suivre ont été divisées par nous en quatre groupes :

Dans le premier, nous avons rangé les cas d'abcès de la cornée traités par les compresses tièdes toujours associées à un autre traitement local.

Le second groupe comprend les cas dans lesquels on a appliqué des compresses dites chaudes, mot auquel, comme nous l'avons fait remarquer plus haut, il ne faut pas ajouter une grande valeur.

Vient ensuite, dans le troisième groupe, la chaleur seule employée comme moyen unique de traitement.

Enfin, les quelques observations dans lesquelles le froid (eau froide ou glace) a joué un certain rôle ont été réunies par nous dans la dernière division.

—

COMPRESSES TIÈDES ASSOCIÉES A DIVERS TRAITEMENTS

11 observations : 6 guérisons, 3 insuccès, 2 améliorations.

OBSERVATION A.

Lotions tièdes. — Guérison.

Paysanne vigoureuse, 35 ans. — Ophtalmie aiguë, grave, avec hypopion remplissant environ le tiers de la cavité de la chambre antérieure.

Traitement. — Lotions d'eau de mauve tiède. Diète. Purgatif.

Au bout d'une semaine, il ne restait qu'un peu de rougeur de la conjonctive.

OBSERVATION B.

Lotions de vin chaud. — Guérison.

Mlle D....., au printemps de 1806, eut une ophtalmie de l'œil gauche, avec hypopion.

Traitement. — Bassinage de l'œil avec du vin chaud. Quinquina à l'intérieur. Au bout de dix jours, guérison.

N. B. — Ces deux observations ont été empruntées à Scarpa. *(Traité pratique des maladies des yeux.)*

OBSERVATION I.

Compresses tièdes. — Sulfate de cuivre. — Guérison.

Sophie L....., plieuse de foulards, Lyon, entre à la clinique, le 7 octobre 1878. Il y a un mois, elle reçut une étincelle dans l'œil. Aussitôt, douleur vive. Depuis trois ou quatre jours, légère ulcération cornéenne. Rougeur des bords palpébraux. Humidité et rougeur du grand angle. Velouté des paupières. Injection conjectivale et sous-conjectivale. Cercle péri-kératique. Ulcère cornéen à trois zones : une centrale très blanche, une moyenne un peu foncée et une périphérique obscure.

Compresses tièdes. Le 9, mieux sensible. Le 14 octobre,

blépharite, pommade au précipité jaune. Le 16, sulfate de cuivre. Le 18, amélioration. Le 21, atropine. Le 23, l'amélioration s'accentue, on reprend le précipité jaune ; les compresses tièdes ont été abandonnées. Le 15 novembre, l'œil droit se prend. Le 25, la malade sort guérie.

OBSERVATION II.

Paracentèse et compresses tièdes. — Guérison.

Adolphe M....., 63 ans, fondeur, Lyon. Entré le 16 juillet 1878. Traumatisme datant de quinze jours.

Le malade dit s'être frappé l'œil avec le dos de la main. Presque pas de douleur sur le moment. Inflammation le deuxième jour. Pas d'éblouissement sur le coup. Conjonctivite, larmoiement le deuxième jour. Quatre ou cinq jours après, la vision a commencé à diminuer et apparition d'une tache blanchâtre à la partie inférieure de la cornée. Actuellement, rougeur générale de la conjonctive, cercle périkératique. Envahissement du limbe cornéen par des anses vasculaires. Hypopion atteignant presque la pupille. La cornée, à ce niveau, est ramollie, infiltrée d'éléments lymphoïdes, il en part un prolongement recourbé se dirigeant dans le segment supérieur ; le reste de la cornée est louche, terne, dépoli, dépouillé de son épithélium. Le trouble de la chambre antérieure empêche l'examen de l'iris. La pupille semble avoir conservé sa forme antérieure. Voit la main à 25 ou 30 centimètres.

Traitement. — 16 juillet. — Ponction de l'hypopion. Le malade accuse à la suite de cela un mieux sensible. Les douleurs ont diminué subitement.

20 juillet. — Compresses tièdes.

25 juillet. — Troisième ponction tiède.

11 août. — Après trois autres ponctions, le malade sort guérie.

OBSERVATION III.

Douches tièdes et atropine. — Aggravation.

Claudine R....., corsetière, vient à la consultation, le 18 décembre 1878. Antécédents scrofuleux. Début de l'affection, il y a trois semaines. On ne relève pas de cause directe.

Paupières, conjonctives : forte inflammation.

Cornée : presque toute la cornée, les 3/4, est transformée en un large abcès, O. G.

O. D. abcès aussi, mais moins grand.

Traitement. — Douches tièdes, atropine.

17 février. — Aucune amélioration. Phtisie du globe. On lui propose l'énucléation qu'elle refuse.

OBSERVATION IV.

Douches tièdes. — Atropine et onguent napolitain. — Amélioration.

Adèle D..., 16 ans, couturière. Entrée le 19 décembre 1878. Début de l'affection, il y a un mois. Pas de cause appréciable. Cornée prise dans ses 3/4 externes.

Traitement. — Douches tièdes, atropine, frictions avec onguent napolitain.

Fonte purulente de la cornée. La malade sort le 1er février, avec un léger staphylome.

OBSERVATION V.

Compresses tièdes. — Atropine. — Phtisie partielle.

Pierre R..., 66 ans, vigneron. Entré le 26 août 1879. Début de l'affection, il y a un mois, pas de cause bien précise.

Cornée : lames infiltrées; au centre, perforation donnant passage à l'iris formant une petite tumeur arrondie. Le reste de l'iris est appliqué contre la face postérieure de la cornée O G.

Traitement. — Atropine, compresses tièdes belladonées.

1er septembre. — Œil toujours douloureux à la pression.

4 septembre. — Acuité visuelle diminue O. D. Le malade se plaint de voir des brouillards. V. = 1/5.

29 septembre. — État calme de l'œil, mais phtisie partielle.

OBSERVATION VI.

Cataplasmes tièdes et cautérisation au sulfate de cuivre. — Récidive. — Guérison.

Frère Rodriguez, 16 ans. Entré le 9 janvier 1878 pour un abcès de la cornée. Cautérisation au nitrate d'argent. Pommade au précipité jaune.

Sort le 18 janvier amélioré.

Entre de nouveau le 6 février. Récidive.

Cataplasmes tièdes. Lotions chaudes de décoction de mauve. Bain de pied à la moutarde.

18 février. — Cautérisation au sulfate de cuivre.

22 février. — Amélioration très marquée.

11 mars. — Guérison.

Observation VII.

Compresses tièdes. — Atropine. — Amélioration.

Jeanne P..., 54 ans, boulangère, arrive à la clinique, le 8 janvier 1879. Depuis deux ans, se plaint d'avoir l'œil très rouge. Photophobie. Larmoiement. Abcès de la cornée. légère iritis O.

9 janvier. — Ponction. Atropine. Compresses tièdes.

11 janvier. — Développement d'un petit pannus.

14 janvier. — Amélioration sensible. Le petit abcès central diminue.

23 janvier. — Amélioration sensible. Abcès net et peu étendu. Un vaisseau légèrement variqueux se dirige vers lui. Mouche de Milan.

20 février. — La malade peut regarder en face et fixement pour la première fois.

3 mars. — Toujours un peu d'inflammation.

14 mars. — La malade sort améliorée.

Observation VIII. (Thèse de Latour-Saint-Ygest, Paris, 1880.)

Compresses tièdes simples, puis d'acide borique. — Atropine. — Guérison.

R..., forgeron, 45 ans, reçoit un éclat de métal incandescent dans l'œil gauche, entre le 4 mai 1879 à la clinique du Dr Parinaud. Ulcère occupant 1/8 de la surface de la cornée O. G. Pus dans la partie la plus déclive.

Traitement. — Atropine, compresses tièdes.

Huit jours après, injection de l'œil plus intense, douleur plus vive, le pus a augmenté et a 4 millimètres de hauteur.

Atropine. Compresses chaudes d'acide borique au 1/100.

Deux jours après, amélioration notable; l'hypopion a diminué; le cinquième jour, guérison. Le malade ne reparait plus.

OBSERVATION IX. (De Latour-Saint-Ygest : Thèse de Paris, 1880.)

Compresses tièdes. — Aggravation. — Guérison par les antiseptiques.

Ulcère à hypopion, suite d'une brûlure cornéenne. Le malade entre dans la période inflammatoire, pas de signes manifestes d'iritis; hyperhémie assez intense de la conjonctive et hypopion.

Traitement. — Compresses tièdes pendant huit jours.

Le mal fait des progrès; le pus atteint 4 millimètres de hauteur.

On remplace les compresses d'eau tiède par des lotions antiseptiques.

Guérison.

DOUCHES ET COMPRESSES CHAUDES COMBINÉES A D'AUTRES TRAITEMENTS

36 observations : 11 améliorations, 6 guérisons, 19 insuccès.

OBSERVATION I.

Douches chaudes. — Ésérine. — Amélioration.

Marie M..., 14 ans, ouvrière en soie, entre à la clinique de M. le professeur Gayet, le 10 mars 1879.

Scrofulose, chaînes ganglionnaires, érysipèle à répétition, eczéma du nez. Il y a quatre ans, début de son affection oculaire par une kérato-conjonctivite intense, avec photophobie. Apparition depuis lors de conjonctivites nombreuses qui disparaissaient ensuite. Enfin, il y a trois semaines, sans cause appréciable, l'affection devint plus forte, douleurs oculaires et péri-orbitaires. Photophobie intense, larmoiement. Un peu de blépharite O. D. Conjonctive rouge

vascularisée, les vaisseaux empiètent sur la partie inférieure de la cornée. Cette dernière est opacifiée sur toute
son étendue, et présente en son centre un disque blanc
jaunâtre, qui paraît être un abcès. En bas, le tissu cornéen,
complètement opacifié, présente une vascularisation très
riche. La chambre antérieure est trouble, et renferme du
pus. L'iris est invisible du côté droit.

Acuité visuelle O. D. V = 0.
O. G. V = 0,5.

Traitement. — Douches chaudes. Ésérine. Le 20 mars,
l'amélioration est notable. L'abcès a beaucoup diminué.
Le 25, l'ésérine est remplacée par la duboisine. Cette malade, qui a eu de l'ésérine tous ces jours-ci, et qui a la
cornée panneuse, a cependant subi l'influence de la duboisine, qui a légèrement dilaté sa pupille.

Le 30, elle sort améliorée.

Observation II.

Douches tièdes. — Compression. — Atrophie de l'œil.

Benoîte M..., 10 ans, entre une première fois, le 2 août
1880, pour une conjonctivite catarrhale, et un petit abcès
cornéen ; une deuxième fois, le 13 octobre 1880, cornée
O. D. détruite dans son centre et infiltrée à la périphérie.
O. G., trouble accusé de la cornée, hernie irienne, iris
bourgeonnant.

Traitement. — Sirop d'iodure de fer. Douches chaudes.
Bandage compressif.

Sort le 27 octobre. O. D. en voie d'atrophie.

Observation III.

Compresses chaudes. — Compression. — Ponction. — État stationnaire.

Benoît L..., manœuvre, 22 ans, entre le 20 octobre 1880,
depuis son enfance sujet aux affections oculaires. Depuis
huit jours, nouvelle poussée inflammatoire ayant amené un
abcès de la cornée avec perforation et staphylôm consécutif. Les trois quarts externes de la cornée sont détruits.

Traitement. — Compresses chaudes, bandeau compressif, la nuit, ponction du staphylome à diverses reprises.

18 octobre. — Sort dans le même état.

OBSERVATION IV.

Compresses chaudes. — Ponction. — Résultat négatif. — Énucléation

Marie D..., 72 ans, cultivatrice, entre le 30 juillet 1880. O. D., traumatisme par éclat de bois, il y a trois semaines. Cornée envahie par un abcès. Chambre antérieure remplie de pus.

31 juillet. — Ponction de la chambre antérieure. — Compresses chaudes.

3 août. — Nouvelle ponction. Cornée disparue.

6 août. — Énucléation.

OBSERVATION V.

Ponction. — Occlusion. — Compresses chaudes. — Kératocèle.

Joseph G..., 35 ans, épicier, entre le 6 février 1881. Début de l'affection, il y a quinze jours, sans cause notée. Cornée : trouble de la cornée dans toute sa périphérie; au centre, large abcès avec ulcération, à travers laquelle font hernie les couches profondes de la cornée-staphylome partielle, d'une teinte opalescente, O. D. G.

Traitement. — 7 février. — Ponction de la chambre antérieure des deux côtés.

8, 9, 10 février. — Occlusion. — Compresses chaudes.

11 février. — Nouvelle ponction, et les jours suivants, tous les deux jours, jusqu'au 9 mars.

21 mars. — Il sort. Chambre antérieure agrandie. Cornée, bombée au centre. Kératocèle.

OBSERVATION VI.

Atropine. — Compresses chaudes. — Amélioration. — Précipité jaune. — Iridectomie.

Claudine P..., 53 ans, cultivatrice, entré le 30 décembre 1878.

Abcès de la cornée.

30 décembre. — Quelques douleurs ciliaires et péri-orbitaires.

Atropine, fomentations chaudes.

6 janvier. — Amélioration considérable. Pommade au
précipité jaune.

18 janvier. — On voit sur la face postérieure de la cornée
une infiltration.

22 janvier. — Iridectomie.

31 janvier. — Tendance à l'atrésie. La malade sort, la
pupille reste largement dilatée.

OBSERVATION VII.

Douches chaudes. — Ésérine — Guérison.

Louis L..., 4 mois, entre le 3 septembre 1879.

Malade depuis quinze jours, a été soigné antérieurement,
on lui insuffla du calomel.

Conjectivite et abcès de la cornée O. G.

Traitement. — Ésérine. Douches chaudes.

Le 20 septembre sort guéri.

OBSERVATION VIII.

Compresses chaudes. — Ésérine. — Ponction. — (Amélioration, leucome cornéen.)

Marie R..., 36 ans, cultivatrice, entre à la clinique, le
3 juillet 1879.

Début de la maladie, il y a trois semaines. Un épi de blé a
pénétré dans son œil au moment où elle se baissait dans un
champ de blé. Douleurs de tête. Larmoiement. Photophobie.
Cornée dépolie, infiltration à la partie centrale. Hypopion considérable, la chambre antérieure a une teinte
jaunâtre. Synéchie irienne.

Traitement. — Deux ponctions de la chambre antérieure.
Ésérine. Compresses chaudes.

8 juillet. — La résorption du pus se fait de plus en plus.

9 juillet. — L'abcès n'a plus que la grosseur d'un grain de
chénevis.

11 juillet. — Disparition de l'abcès.

17 juillet. — Très légerleucome cornéen. Adhérence pupillaire non rompue, V. = 1/5.

OBSERVATION IX.

Atropine. — Compresses chaudes. — Amélioration.

Anne O..., 35 ans, cultivatrice, entre le 6 mars 1879. Début de l'affection, il y a dix-huit jours. La malade a éprouvé une sensation de corps étranger dans son œil, et la chambre antérieure s'est remplie de pus.

Abcès central en forme de croissant, à convexité supérieure formant à peine relief à la surface et la troublant à peine. La moitié inférieure de la chambre est pleine d'une production jaunâtre dont le niveau n'est pas régulier.

Ponction de la chambre antérieure.

Traitement. — Compresses chaudes. Atropine.

12 mars. — L'abcès se reforme en bas.

13 mars. — Iridectomie. Il existe un petit caillot dans la chambre antérieure au-dessus de la pupille. Compresses chaudes.

17 mars. — Le caillot commence à se résorber.

24 mars. — La malade sort améliorée.

OBSERVATION X.

Compresses chaudes. — Atropine. — Lavage de la chambre antérieure. — Amélioration.

Pierre G..., 62 ans, traité à la consultation gratuite, le 5 septembre 1888. Kérato-conjonctite datant du mois de mai. A éprouvé un traumatisme en août. Actuellement, kérato-conjonctite avec cornée trouble infiltrée O. G. La chambre antérieure est pleine de pus. Blépharite ciliaire O. D.

Traitement. — Compresses chaudes. Atropine. On donne issue au pus par une incision. Lavages.

11 septembre. — Les compresses chaudes paraissent avoir provoqué la formation de pus. Depuis qu'on les a cessées et repris l'atropine, l'amélioration est sensible, le pus a disparu.

12 septembre. — Pommade au précipité jaune. Réaction un peu vive. Nouvelle apparition de pus.

27 septembre. — Le malade sort en bonne voie de guérison.

OBSERVATION XI.

Compresses chaudes. — Éserine. — Atropine. — Tuberculose. — Mort.

X..., malade du service de M. Boucaud. Phtisique. Kératite ulcéreuse depuis quelque temps déjà. Depuis deux jours, du pus a apparu dans la chambre antérieure, c'est pour cette complication qu'elle entre. On aperçoit une petite lunule de pus dans la chambre antérieure; largeur, 2 millimètres enviren.

Traitement. — Éserine. Le pus disparaît.

8 février. — Réapparition de pus. Atropine.

Le pus est en quantité considérable, il remplit à peu près la moitié de la chambre antérieure. La cornée est en outre infiltrée dans toute son épaisseur.

Compresses chaudes.

11 février. — La malade meurt de phtisie.

OBSERVATION XII.

Opération de Sœmisch. — Compresses chaudes. — Atropine. — Amélioration.

Marguerite P..., 54 ans, entre à la clinique, le 3 février 1881. Il y a dix-sept jours. inflammation des deux yeux, qui s'est bientôt localisée O. D. Globe tendre, douloureux à la pression. Ulcération recouverte de pus à la partie moyenne de la cornée, en forme de virgule.

Hypopion occupant plus de la moitié inférieure.

Traitement. — 3 février. — Opération de Sœmisch. On évacue complètement l'hypopion.

4 février. — Infiltrations des lames cornéennes par le pus. Compresses chaudes. Atropine.

14 février. — Il y a en tout deux petits abcès, on les ponctionne.

12 mars. — La malade ne ressent plus de douleurs, elle sort guérie.

B.   5

OBSERVATION XIII.

Ponctions de la chambre antérieure. — Compresses chaudes. — Atropine. — Éserine. — Amélioration.

Joseph T..., 45 ans, cultivateur, entre à la clinique, le 27 septembre 1880. O. G. perdu à la suite d'un traumatisme. Il y a cinq jours, sans cause connue, sensation de picotement, rougeur. Actuellement, épithélium cornéen, trouble, ulcère central de 4 à 5 millimètres de largeur. Hypopion.

Traitement. — Ponction de la chambre antérieure. Compresses chaudes. Atropine.

28 septembre. — Le pus n'a pas reparu.

29 septembre. — Réapparition légère du pus. Nouvelle ponction. Atropine. Compresses chaudes.

3 octobre. — Pus dans la chambre antérieure. Ponction. Compresses chaudes. Éserine. Bandeau compressif.

7 octobre. — Tout va bien.

12 novembre. — La malade sort dans un état satisfaisant.

OBSERVATION XIV.

Ponction de la chambre antérieure. — Atropine. — Compresses chaudes. — Amélioration.

Jean V..., 60 ans, cultivateur, entre à la clinique, le 28 septembre 1880. Amblyopie O. G. Il y a trois semaines, traumatisme O. D. Choc d'un arbrisseau. Lames cornéennes envahies aux trois quarts par du pus. Petit leucome central.

Traitement. — Ponction de la chambre antérieure. Atropine. Compresses chaudes.

29 septembre. — Nouveau pus. Compresses chaudes.

30 septembre. — Réapparition de pus. Compresses chaudes et ponction.

8 octobre. — Atropine.

11 octobre. — Plus de pus.

17 octobre. — Tremblement de l'iris en bas. Pommade au précipité jaune.

28 octobre. — Le malade sort amélioré.

Observation XV.

*Compresses chaudes. — Atropine. — Ponction de la chambre
antérieure. — Ésérine. — Amélioration.*

Denis B..., 65 ans, journalier, a reçu, il y a six jours, de
la sciure de bois; le lendemain, sensation de cuisson. Entre
le 8 septembre 1880. Actuellement, un peu de douleur à la
pression du globe, en bas et en dedans. Trouble épithélial
de la cornée avec ulcère au centre. Un peu de pus dans
les lames de la cornée en bas. Iris tomenteux.

Traitement. — Atropine. Compresses chaudes. Le 11 septembre, ponction de la chambre antérieure. Les compresses
chaudes sont appliquées d'une façon constante.

12 février. — Le pus est plus abondant. Ponction.
Atropine. On cesse les compresses.

17 février. — Chambre antérieure se reforme. Le larmoiement persiste. Même traitement.

16 mars. — Le malade sort amélioré.

Observation XVI.

*Ponction de la chambre antérieure. — Compresses chaudes. —
Précipité jaune. — État stationnaire.*

Marie P....., 56 ans, cultivatrice, entre à la clinique, le
29 juillet 1880. Il y a huit jours, subitement, elle ressentit
une vive douleur à la partie supérieure et interne O. G.
Actuellement, mêmes symptômes. Petite ulcération au
centre de la cornée. Trouble épithélial. Léger hypopion
dans la chambre antérieure.

Traitement. — Ponction de la chambre antérieure.

31 juillet.— Douleurs péri-orbitaires. Compresses chaudes.

5 août. — Les douleurs cessent. Pommade au précipité
jaune.

11 août. — La malade sort. Toujours même trouble de la
cornée. Pupille très dilatée. Léger point d'iritis en dedans
et en bas. Rougeur de la conjonctive. O. G., V.=0,2 ; O. D.,
V. = 0,6.

Observation XVII.

A ropine. — Compresses chaudes. — Cataplasmes. — Cautérisation.
— Amélioration.

Thomas P..., 49 ans, frappeur, entre à la clinique, le 17 août 1880. A reçu, il y a huit jours, un petit morceau de fer gros comme une pointe d'épingle dans O. D. Actuellement, infiltration de pus dans la moitié inférieure de la cornée.

Traitement. — Compresses chaudes. Atropine.

19 août. — Ponction des lames cornéennes. Même traitement. Amélioration.

23 août. — Cautérisation.

27 août. — Le malade sort grandement amélioré. Il viendra à la consultation gratuite.

Observation XVIII.

Compresses chaudes. — Atropine. — État stationnaire.

Pierre P..., 61 ans, tailleur de pierres, entre à la clinique, le 8 mars 1880. Traumatisme O. D., il y a huit jours, par un éclat de pierre. Depuis, symptômes inflammatoires subaigus. Érosion centrale de la cornée O. D., entourée d'une zone d'infiltration blanche. Un peu de pus dans la chambre antérieure.

Traitement. — Compresses chaudes. Atropine.

10 mars. — Le pus a augmenté.

13 mars. — Infiltration purulente allant de la partie centrale à la partie inférieure de la cornée.

17 mars. — Fausses membranes remplissant la chambre antérieure en bas.

20 mars. — Le malade sort, la suppuration continue.

Observation XIX.

Douches chaudes (appareil de M. le professeur Gayet). — Atropine.
— Amélioration.

P..., 16 ans, religieuse, entre dans le service, le 24 mai 1889. Présente toutes les apparences de la scrofule. Cornée malade depuis neuf mois, accidents aggravés depuis trois

mois. Abcès de la grosseur d'un petit pois à la partie inférieure et droite de la cornée. Conjonctivite intense.

Traitement. — Douches chaudes. Atropine.

30 mai. — La malade va mieux, l'abcès à diminué, la
cornée est en bon état. On ajoute la pommade au précipité
jaune.

12 juin. — Elle ne distingue pas les objets les plus rap-
prochés, bien que la cornée soit complètement réparée.

18 juin. — La malade part avec un état local satisfaisant ;
mais le champ visuel n'est pas modifié, bien que l'examen
ophtalmoscopique ne révèle rien de particulier.

OBSERVATION XX.

Douches chaudes. — Atropine. — Cautérisation superficielle.
— Guérison.

Anaïs B..., 44 ans, cultivatrice, vient à la consultation
gratuite, le 1ᵉʳ juillet 1889. Depuis quinze jours, elle souffre
de l'O. D. Injection vive de la conjonctive. Catarrhe purulent chronique des voies lacrymales. La cornée a perdu toute
sa transparence à la partie supérieure, au-dessus de la
pupille. La partie inférieure a un aspect complètement blanchâtre dû à un dépôt de pus dans la chambre antérieure.
Ce dépôt affecte la forme triangulaire.

Traitement. — Paracentèse de la chambre antérieure avec
le galvano-cautère. — Douches chaudes, atropine.

2 juillet. — La malade va bien.

5 juillet. — Elle souffre un peu plus. Nouvelle cautérisation.

8 juillet. — L'œil paraît se déterger ; pourtant, il y a toujours du pus en assez grande quantité dans la chambre
antérieure. Toute la cornée est opaque. Elle entre à l'hôpital.

Le 21 septembre, après le même traitement, la malade
est guérie.

OBSERVATION XXI.

Douches chaudes. — Précipité jaune. — Résorption du pus,
mais perte absolue de la vision.

Veuve L....., 48 ans, blanchisseuse, entre à la clinique
le 26 août 1889. Depuis un mois larmoiement O. G., mais

depuis huit jours, phénomènes inflammatoires. Actuellement deux vastes abcès de la cornée avec infiltration profonde des lames cornéennes. Exsudat purulent dans la chambre antérieure.

Traitement.— Cautérisation ignée superficielle. Pommade au précipité jaune. Douches chaudes.

27 août. — Ce matin l'inflammation est moins vive, la malade a moins souffert, la marche en avant du pus est limitée.

5 octobre. — La malade part, la cornée est complètement cicatrisée, mais il y a perte absolue de la vision.

OBSERVATION XXII (Dr Terrier). Thèse de Latour-Saint-Ygest, Paris, 1880.

Compresses d'eau chaude. — Atropine. — Aggravation. — Guérison par l'opération de Sœmisch.

Marie K..., 81 ans, pensionnaire de la Salpétrière. A reçu, le 25 septembre 1878, un morceau de coke enflammé sur la cornée O. D. Large ulcération grisâtre occupant les 2/3 inférieurs de la cornée. Hypopion. Douleurs orbitaires très vives.

Traitement. — Atropine. Compresses d'eau chaude en permanence.

Trois jours après, la collection purulente était très abondante. On pratiqua l'opération de Sœmisch. Guérison.

OBSERVATION XXIII (Thèse de Vagnat, Paris, 1879).

Guérison.

Métadier (Jean), 71 ans, journalier, entre le 12 septembre 1879 dans le service de M. Panas, salle Saint-Jullien, 27.

A reçu, il y a quelques jours, une petite pierre O. D. Catarrhe du cul-de-sac conjonctival. Ulcération à la partie inféro-externe de la cornée. A l'éclairage oblique, léger hypopion.

Traitement de la cornée. — Compresses chaudes.

Le 15 octobre, il sort complètement guéri.

OBSERVATION XXIV (Méjasson, thèse de Paris, 1879).

Atropine. — Compresses chaudes. — Amélioration.

Mme G. ., 56 ans, reçoit, le 28 septembre 1877, un éclat de bois O. G. Trois jours après, la petite plaie présente un point purulent avec auréole blanchâtre à l'entour. Douleurs péri-orbitaires.

Traitement. — Compresses chaudes. — Atropine. — Calomel à l'intérieur.

3 octobre. — L'abcès a grandi et occupe la moitié de la cornée. Chémosis. Hypopion.

4 octobre. — Transfixion de la partie de la cornée. Compression.

5 octobre. — Amélioration.

8 octobre. — Réparation. Compresses chaudes pour accélérer.

1er novembre. — Tache blanchâtre à bords transparents à la place où était l'ulcération.

OBSERVATION XXV (Thèse de Méjasson, Paris, 1879).

Atropine. — Compresses chaudes. — Aggravation. — Énucléation.

Mme T..., ouvrière, 26 ans, entre au Dispensaire du Dr Grand, à Saint-Étienne, le 14 janvier 1877. Blessure légère O. D. avec une paille de balai. Petits abcès cornéens.

Traitement. — Atropine, compresses chaudes amélioration passagère.

28 janvier. — L'abcès envahit plus de la moitié de la cornée. La malade se refuse à l'incision. Bandeau compressif.

13 février. — Vomissements et apparition de phénomènes glaucomateux.

Mai. — Staphylome de la cornée. Douleurs occipitales très violentes. Énucléation.

OBSERVATION XXVI.

Atropine. — Compresses chaudes. — Aggravation. — Opération
de Sœmisch. — Guérison.

Eclat d'acier incrusté au centre de la cornée chez un ouvrier forgeron. Petit abcès cornéen, 10 mai 1877.

Traitement. — Compresses chaudes, compression, atropine, le surlendemain grand abcès cornéen, douleurs périorbitaires. Deux jours après, l'abcès avait encore augmenté.

Opération de Sœmisch.

Amélioration sensible.

OBSERVATION XXVII.

Compresses chaudes. — Atropine. — Amélioration.

Jenny C..., 57 ans, coquetière, entre à la clinique ophtalmologique de Lyon, le 7 avril 1890. Traumatisme de l'O. D., il y a quatre ans, à la suite de diminution considérable de la vision. Rougeur conjonctivale. Ulcère central de la cornée en forme de feuille de trèfle, dépoli cornéen tout autour de l'ulcère hypopion.

Traitement. — Du 7 au 14, compresses chaudes, atropine toutes les deux heures.

14 avril. — L'hypopion augmente, l'ulcère prend une forme serpigineuse. On le cautérise, puis on incise la cornée pour faire sortir l'exsudat.

16 avril. — Depuis deux jours, l'amélioration est complète ; les douleurs ont à peu près disparu, et le pus de la chambre antérieure ne s'est pas reproduit.

28 avril. — La cicatrisation a marché ; il reste un ulcère conique, mais se régularisant de plus en plus. La malade sort.

OBSERVATION XXVIII.

Douches chaudes (appareil de M. Gayet). — Atropine. — Amélioration.

Pierre V..., 69 ans, tailleur de pierres, entre à la clinique le 19 juin 1889. Début, il y a quinze jours, par larmoiement et injection conjonctivale. Cornée dépolie opaque ; au centre et en bas, dépôt de pus.

Traitement. — Atropine d'heure en heure. — Emploi des courants d'eau chaude.

24 juillet. — Léger staphylome irien central du volume d'une petite tête d'épingle.

1er août. — Le malade se trouve très bien de son traitement par les douches chaudes. Il n'existe plus trace d'abcès.

3 août. — Hémorrhagie de la chambre antérieure. — On supprime les douches chaudes.

9 août. — Il sort amélioré.

OBSERVATION XXIX. (Thèse de Méjasson, Paris, 1879.)

Compresses chaudes.— Atropine.— Aggravation puis amélioration.

F..., maître carrier, a les deux yeux brûlés par l'explosion d'une boite de poudre de mine. Cornée ulcérée profondément O. D. en plusieurs points de sa surface. Ulcérations plus légères O. G. et infiltration moins considérable. Abcès cornéens multiples.

Traitement. — Compresses chaudes. Atropine.

État stationnaire. Nouveaux abcès.

14e jour. — Perforation de la cornée O. D. et hernie de l'iris. Deux mois après, deux membranes blanchâtres cicatricielles remplacent la cornée et interceptent les rayons lumineux.

OBSERVATION XXX. (Dr Leviste. Thèse de Delsol, Paris, 1881.)

Kératite traumatique traitée par les lotions chaudes. — Abcès de la cornée consécutif à ces lotions. — Aggravation.

Henri Loupe, 7 ans, entre le 23 juin 1881 à la clinique du Dr Coursseran. A reçu un coup de plume d'acier O. D.

Kératite. Dépôt d'encre à la partie externe de la cornée.

Traitement. — Lotions chaudes antiseptiques avec le salicol Dusaule, quatre fois par jour, pendant un quart d'heure chaque fois. Atropine. Purgatif.

Le lendemain, 24 juin, couche de pus dans la chambre antérieure.

On continue les lotions chaudes. Le 25, l'abcès a de la tendance à envahir les parties voisines; il est plus étendu qu'hier.

L'atropine est remplacée par l'éserine.

27 juin. — L'abcès ne s'est pas amélioré, l'hypopion a disparu. État stationnaire.

5 juillet. — Cautérisation ignée.

Le malade guérit.

OBSERVATION XXXI. (Bokowa, Zurich, 1871. Thèse de Sikora, Paris, 1879.)

Atropine. — Compresses chaudes. — Aggravation. — Pommade au précipité blanc. — Guérison.

Henri Ramp, 26 ans, entre à l'hôpital, le 6 avril. Ulcération jaunâtre et assez profonde, de 2 millimètres de long sur 1 millimètre de large. Hypopion au fond de la chambre antérieure.

Traitement. — Atropine, compresses chaudes.

Le jour suivant, l'ulcère s'agrandit, l'hypopion aussi. Suppression des compresses chaudes, eau chlorée.

29 avril. — Guérison.

OBSERVATION XXXII. (Dr Dehenne. Thèse de Duvau, Paris, 1881.)

Atropine. — Compresses chaudes. — État stationnaire. — Incision. — Guérison.

Louise G..., 12 ans, amenée en décembre 1879 à la polyclinique du Dr Dehenne. Une branche d'arbre avait porté contre son œil droit. Toute la partie inférieure de la cornée a perdu sa transparence; le tiers inférieure de la chambre antérieure renferme du pus, et les bords de la perforation commencent à suppurer.

Traitement. — Atropine, compresses chaudes.

Le lendemain, *l'hypopion avait plutôt augmenté.* La partie supérieure de la cornée devenait trouble. Éserine. Incision de la cornée.

La guérison marche rapidement. A la fin de janvier, on pratiqua une pupille artificielle.

OBSERVATION XXXIII. (Dr Dehenne. Ibid.)

Atropine. — Compresses chaudes. — Aggravation. — Ponction. — Guérison.

Eugène H..., 40 ans, vient à la clinique, le 21 août 1880. Traumatisme il y a deux jours; blessure de l'œil avec un fétu de paille.

Ulcération à bords déchiquetés de la cornée, entourée d'une infiltration purulente. La chambre antérieure est à moitié remplie de pus; une petite masse enkystée se continue par une sorte de pédicule avec le fond de l'ulcération, et nage dans un pus liquide et parfaitement mobile. Injection péri-kératique intense. Violentes douleurs circumorbitaires s'irradiant jusqu'en arrière de la tête.

Traitement. — Sangsues à la tempe. Atropine. Compresses de camomille chaudes.

Le lendemain, le malade souffrait moins, mais le pus de la chambre antérieure avait augmenté et la cornée était plus infiltrée. Paracentèse.

L'hypopion ne se renouvela plus.

Aujourd'hui, la cornée a repris sa transparence.

OBSERVATION XXXIV. (Thèse de Chancel, Montpellier, 1885-1886.)

Éserine. — Compresses chaudes. — Guérison.

M. N..., sculpteur, porteur d'un abcès de la cornée gauche, de la grosseur d'une tête d'épingle, se présente à la clinique ophtalmologique de Marseille. Photophobie. Larmoiement. Conjonctive très rouge.

Traitement. — Éserine, une goutte toutes les trois heures. Compresses chaudes.

Dix jours après, le malade n'accuse plus ni photophobie, ni larmoiement. La rougeur de la conjonctive a bien diminué. Sur la cornée, un point punctiforme.

Vingt jours après, guérison.

OBSERVATION XXXV. (Thèse de Chancel, Montpellier. 1885-1886.)

Éserine. — Compresses chaudes. — Guérison.

Enfant de 2 ans et demi, d'un tempérament lymphatique, atteint d'un ulcère de la cornée avec hypopion, entre à la clinique ophtalmologique de Marseille.

Quelques jours de traitement par l'éserine ont suffi pour dissiper l'hypopion.

Observation XXXVI. (Thèse de Fromond, Paris, 1887.)

Atropine. — Compresses chaudes. — Aggravation. Guérison par la cautérisation ignée.

Mich..., 37 ans, entre le 15 avril 1886 à l'Hôtel-Dieu, salle Saint-Julien, n° 11. N'a jamais été malade. Santé habituellement parfaite. Traumatisme (paillette dans l'œil, rougeur, photophobie. Le 13, douleurs péri-orbitaires. Ulcération centrale de la cornée, croissant dirigé verticalement, ouvert en dedans, teinté en blanc jaunâtre. Hypopion de 1 millimètre de hauteur. Iris terne.

Traitement. — Compresses chaudes. Atropine.

16 avril. — Douleurs orbitaires ont disparu. L'aspect de l'œil reste le même.

17 avril. — L'hypopion a augmenté. Dépôt fibrino-plastique de la chambre antérieure. Cautérisation ignée.

19 avril. — Nouvelle cau   ation ignée.

12 mars. La malade sort avec leucome léger.

Observation XXXVII. (Thèse de Thomas, Paris, 1876.)

Compresses chaudes. — Aggravation. — Cautérisation ignée. — Ésérine puis compresses chaudes. — Amélioration.

T..., 35 ans, tonnelier, entre le 15 août 1885, salle Saint-Julien, lit n° 6. Traumatisme le 14 juillet sur les paupières (clou), depuis douleurs. Enfin, le 1er août, il va consulter un médecin, qui constate chez lui une ulcération de la cornée et un léger hypopion.

Le 15 août, il entre à l'hôpital. *Grande quantité de pus dans la chambre antérieure,* les douleurs sont moins fortes qu'au début. Ulcération de la cornée à fond grisâtre et à bords taillés, à pic, de 4 millimètres de diamètre.

Traitement. — Cautérisation ignée. Ésérine. Compresses chaudes.

1er septembre. — Deuxième cautérisation.

Le malade sort avec une légère opacité de la cornée.

CHALEUR SEULE

7 observations : 1 guérison, 4 améliorations, 2 insuccès.

OBSERVATION I.

Courant de chaleur (appareil de M. Gayet). — Guérison.

Benoit R..., 73 ans, cultivateur, entre à la clinique, le 6 avril 1889. La vue du côté de l'œil gauche a toujours été faible ; O. D. dans la même situation présente un abcès cornéen, apparu il y a trois semaines, et qui perça il y a quinze jours.

Traitement. — 6 avril. — Cautérisation sans résultat.

12 avril. — Essai de courant de chaleur humide que le malade supporte parfaitement à 40°. Les phénomènes inflammatoires sont stationnaires.

13 avril. — Courant à 40° durant toute la journée. Les phénomènes inflammatoires ont à peu près disparu, le gonflement des paupières, le chémosis n'existent plus.

15 avril. — Courant constant à 40°. Le malade n'éprouve pas de douleurs.

16 avril. — Les paupières sont moins gonflées, les douleurs ont considérablement diminué d'intensité. La température du courant portée un moment à 45° n'a pas incommodé le malade. L'appareil, placé à 11 heures du matin, a été enlevé à 8 heures du soir, et le malade accuse toujours une amélioration.

17 avril. — Le malade a bien dormi. On place l'appareil à 9 heures du matin, on le sort à 5 heures du soir. L'amélioration continue.

18 avril. — Appareil, de 10 heures du matin à 5 heures du soir.

19 avril. — Appareil, de 11 heures du matin à 5 heures du soir.

20 avril. — Appareil, de 6 heures du matin à 5 heures du soir.

21 avril. — Guérison. Le malade ne distingue pas encore très bien les objets.

Observation II.

Appareil à douches chaudes. — Ponction ignée. — Amélioration.

Désiré R..., 51 ans, comptable, vient à la consultation gratuite pour de vives douleurs à l'œil droit depuis douze jours. Conjonctivite palpébrale intense. Troubles de la cornée avec taches au centre de la cornée. Pus dans la chambre antérieure.

Traitement. — 17 avril. — L'appareil à douches chaudes (41° 42°) est appliqué à 11 heures du matin. A 5 heures du soir, le malade étant indocile, l'appareil n'est pas resté en place.

18 avril. — *La marche de l'abcès ayant continué,* on lui fait une ponction ignée.

20 avril. — La plaie s'est détergée, il reste un creux à la surface de la cornée.

22 avril. — Grande amélioration. L'œil marche vers la guérison.

3 mai. — Au centre de la cornée existe une sorte d'ombilication, au milieu de laquelle on aperçoit comme un bourgeon avec points noirs. La fossette est entourée d'une zone légèrement opalescente. La chambre antérieure présente une adhérence de l'iris à la cornée. — La pupille est normale.

Le malade abandonne tout traitement.

Observation III.

Douches chaudes. — Leucome persistant.

Mathieu B..., 33 ans, cultivateur, entre à la clinique au commencement de septembre 1889. Il y a trois semaines, traumatisme O. D. Ne voit plus rien depuis huit jours. Ulcère et abcès central de la cornée.

Traitement. — Douches chaudes.

Sort le 26 septembre avec leucome persistant.

Observation IV.

Douches chaudes. — Amélioration. — Rechute. — Énucléation.

Pierre D.., 63 ans, cultivateur, vient à la consultation gratuite, le 24 mai 1889. Graviers introduits dans l'œil, il y a huit jours. A été cautérisé, il y a quelques jours, par M. Gayet. Injection vive de la conjonctive. Ulcération totale de la cornée. Vaste abcès

Traitement. — Douches chaudes continues pendant huit jours.

7 juin. — A l'heure actuelle, la cornée est complètement envahie par le pus, elle est déformée et ulcérée. Le cercle péri-kératique est extrêmement développé, et l'on voit de petits vaisseaux s'étendre jusque sur les bords de la cornée. On a repris depuis cinq ou six jours les douches chaudes.

16 juin. — Onguent napolitain belladoné sur la tempe.

18 juin. — Violentes douleurs céphaliques. Injection de morphine.

9 juillet. — Le malade rentre à l'Hôtel-Dieu, se plaignant que sa vue baisse. Le champ visuel est rétréci.

1er août. — Énucléation classique.

Observation V.

Rechute après iridectomie. — Douches chaudes (appareil de M. Gayet). — Amélioration.

Baptiste M..., 44 ans, cordonnier, entre à la clinique, le 11 mars 1889. Il a déjà fait un séjour dans le service, du 17 novembre 1888 au 4 janvier 1889. Il revient avec une tache cornéenne blanche assez épaisse siégeant au centre et masquant la pupille.

Traitement. — 14 mars. — Iridectomie optique.

19 mars. — Menace de phlegmon de l'œil.

14 avril. — Vaste abcès cornéen. Les phénomènes inflammatoires sont intenses. Le malade souffre beaucoup. Application du courant d'eau chaude à 40 et 41°.

16 avril. — Le malade a vu ses douleurs diminuer pendant la douche et ne pas se reproduire la nuit suivante.

On a placé l'appareil à 11 heures du matin, on l'enlève à 8 heures du soir. L'état de l'œil malade est sensiblement amélioré, moins de gonflement, moins de suppuration.

17 avril. — Appareil, de 9 heures du matin à 5 heures du soir.

18 avril. — Un abcès s'est ouvert à la partie supérieure de la cornée. Appareil, de 10 heures du matin à 5 heures du soir.

19 avril. — Appareil, de 10 heures du matin à 5 heures du soir. Amélioration tout à fait sensible.

24 avril. — Le malade sort, le pus entièrement résorbé.

OBSERVATION VI.

Douches chaudes (appareil de M. Gayet). — Amélioration.

Mélanie M..., 46 ans, servante, entre à la clinique, le 27 mars 1890. Début, il y a trois semaines sans raison appréciable. Douleurs vives, péri-orbitaires. Injection conjonctivale vive, larmoiement. Léger chémosis. Cornée ulcérée en dehors près du limbe, infiltration de cette membrane au niveau de sa demi-circonférence externe, la surface cornéenne réfléchit mal la lumière. Léger hypopion.

Traitement. — Douches chaudes, une par jour. Amélioration marquée dès le premier jour, le malade dit que ses douleurs de tête disparaissent dès qu'elle est sous la douche, et cela presque instantanément, elles reviennent dès qu'on cesse, mais à un degré moindre; une sensation de bien être se fait également sentir.

14 avril. — Le traitement a été continué régulièrement, les maux de tête ont totalement disparu, ils ne reviennent plus après la séance des douches. L'injection conjonctivale est notablement diminuée, le larmoiement disparaît peu à peu; on n'aperçoit plus qu'une infiltration légère de la cornée. La malade accuse seulement des douleurs vers l'angle interne de l'œil.

17 avril. — La malade sort, elle se plaint encore de douleurs péri-orbitaires, mais le pus est résorbé.

OBSERVATION VII. (Thèse de Thoumas, Paris, 1886.)

Compresses chaudes seules. — Aggravation. — Ponction et
cautérisation. — Amélioration.

M..., 49 ans, journalière, traumatisme le 30 mai 1886, éclat
de verre dans l'œil, puis immédiatement après, douleurs.
Vient à la consultation pendant huit jours à Saint-Louis.

Traitement. — Compresses chaudes.

13 juin. — La malade revient de nouveau à l'Hôtel-Dieu,
et l'on constate sur la cornée une large ulcération avec un
hypopion remontant à une hauteur de 3 millimètres dans
la chambre antérieure. Cathétérisme des voies lacrymales.
Compresses chaudes.

17 juin. — Aucune amélioration, l'hypopion a encore
augmenté.

20 juin. — Paracentèse.

22 juin. — Cautérisation ignée.

Le 17 juillet, la malade sort avec un leucome adhérent.

FROID EMPLOYÉ SEUL OU ASSOCIÉ A D'AUTRES TRAITEMENTS

9 observations : 5 améliorations, 2 guérisons, 2 insuccès.

OBSERVATION I.

Compresses froides. — Atropine. — Précipité jaune.— Amélioration.

Julien L..., 36 ans, maçon. Entré le 20 avril 1880 à la
clinique. O. G. perdu à cinq ans. Traumatisme au mois de
mars dernier O. D., éclat de pierre. Hyperhémie conjonctivale. Photophobie, larmoiement. Petite ulcération au centre
de la cornée. Cornée légèrement infiltrée de pus.

Traitement. — Compresses froides. Atropine. Précipité
jaune.

31 août. — Le malade sort amélioré.

OBSERVATION II.

Compresses froides. — Atropine. — Amélioration.

Virginie M..., 42 ans, veloutière, entre à la clinique, le
14 juin 1878. O. G. malade depuis une dizaine de jours.

Cornée dépolie, louche des deux côtés. Deux points d'infiltration, l'un en dehors jaunâtre, entouré d'une zone lymphoïde, l'autre en dedans, sous forme d'infiltration uniforme.

Traitement. — Compresses froides. Atropine.

17 juin. — Amélioration sensible et journalière.

24 juin. — La malade veut sortir. L'amélioration continue.

OBSERVATION III.

Ponction. — Compresses glacées. — Précipité jaune. — Amélioration.

Félix P..., 55 ans, cultivateur, vient à la consultation de la clinique, le 11 octobre 1889. Douleurs péri-orbitaires qui le font beaucoup souffrir. Infiltration purulente de la cornée O. D. remontant à huit jours.

Traitement. — Ouverture de la chambre antérieure avec le galvano-cautère, issue d'un énorme exsudat. Pommade jaune. Compresses glacées.

17 novembre. — Amélioration sensible.

OBSERVATION IV.

Ponction. — Compresses glacées. — Guérison.

Marie P..., 54 ans, entre à la clinique, le 15 juin 1889. Traumatisme il y a quinze jours O. G. (éclat de bois). Violentes douleurs péri-orbitaires. Chémosis. Abcès en coup d'ongle de la partie externe de la cornée. Pus dans la partie inférieure de la chambre antérieure.

Traitement. — Ouverture de l'abcès avec le galvano-cautère, issue de l'exsudat, lavage. Atropine. Glace sur l'œil.

1er juillet. — La malade va très bien, la cicatrisation est à peu près terminée.

OBSERVATION V.

Cautérisation au fer rouge. — Applications de glace. — Amélioration.

Antoine L...,50 ans, scieur de bois, vient à la consultation, le 11 mars 1889. Traumatisme O. G. (il y a huit jours éclat de grès ou d'acier). Larmoiement. Ulcère arrondi de la cornée et bordé d'une zone blanchâtre vers le milieu de cette dernière et un peu en dehors. Trouble général de la chambre antérieure et pus à l'intérieur.

Traitement. — Cautérisation au fer rouge. Applications continues de glace.

27 mars. — La seule cautérisation et les applications de glace ont enrayé le mal.

État à son départ : leucome occupant le tiers de son O. G., il est situé en bas et en dehors. Au centre du leucome, on voit le reste d'un ulcère au milieu duquel est un point très mince. Le reste de l'œil gauche est normal, ainsi que l'œil droit.

OBSERVATION VI.

Ponction. — Iridectomie. — Compresses d'eau glacée. — Amélioration. — Énucléation.

Auguste Ch..., 25 ans, mineur, entre à la clinique, le 12 octobre 1889. Traumatisme O. D., il y a huit jours (éclat de capsule extrait ensuite). Infiltration purulente de la cornée. Vaste plaie ulcéreuse. Hypopion remplissant toute la chambre antérieure.

Traitement. — 12 octobre. — Ouverture de l'abcès avec lame galvanique aplatie, issue de l'exsudat. Large iridectomie en haut. Lavage avec l'eau stérilisée. Compresses d'eau glacée sur l'œil.

13 octobre. — Le malade a moins souffert.

14 octobre. L'œil va très bien, les exsudats plastiques et purulents ne se sont pas reproduits. Pas de douleurs. Le malade part.

Le 9 novembre. — Phtisie de l'œil. Énucléation.

OBSERVATION VII.

Compresses froides. — Atropine. — Guérison.

Catherine D..., 53 ans, lingère, entre à la clinique, le 28 juillet 1887. Blessure de la cornée O. D. Injection de la conjonctive bulbaire, ulcère central de la cornée ; léger hypopion atteignant la hauteur de 1 millimètre.

Traitement. — Compresses froides. Atropine toutes les heures. Guérison.

OBSERVATION VIII. (Thèse de Méjasson, Paris, 1879.)

Compresses froides. — Atropine. — Aggravation. — Iridectomie.
— Perte de la vue.

J. M..., mineur, 32 ans, a eu la figure brûlée par l'explosion d'une gargousse de mine, entre en mai 1877 au dispensaire du Dr Grand, à Saint-Étienne. Grains de poudre incrustés sur toute la surface des yeux. Cornée ulcérée superficiellement. Abcès cornéens multiples.

Traitement. — Compresses froides. Atropine.

Trois semaines après, amélioration. Puis la cornée s'infiltre, de nouveau il se forme des exsudats dans la pupille. Iridectomie.

Le malade s'en va aveugle, distinguant à peine la lumière.

OBSERVATION IX. (Thèse de Thoumas, Paris, 1886.)

Compresses froides. — Vessie de glace après cautérisation. — Amélioration.

Henri G..., 47 ans, journalier, travaille tous les jours dans un courant d'air. Il y a douze jours, il ressentit, en travaillant dans les mêmes conditions, une douleur violente.

Le 15 juin, il entre à l'hôpital. Large ulcération de la cornée; le pus occupe presque la moitié de la hauteur de la chambre antérieure.

Traitement. — Lavage antiseptique, cautérisation, compresses froides; application d'une vessie remplie de glace.

16 juin. — Le pus n'a pas reparu. Amélioration. Pansement à l'ésérine et à la glace.

19 juin. — On supprime la glace; le pus n'a pas reparu.

4 juillet. — Le malade sort avec leucome léger.

CONCLUSIONS

A. *Chaleur*. — 1° Dans le traitement des abcès de la cornée par la chaleur, il y a lieu de considérer l'action de la chaleur humide (37° environ) et de la chaleur sèche (au-dessus de 40°).

2° La chaleur humide, au point de vue de son application, a un inconvénient, celui de ne pas conserver une température constante. Elle atténue la douleur, mais favorise la suppuration.

3° La chaleur sèche fait totalement disparaître la douleur. Sous son influence, les douleurs péri-orbitaires disparaissent, la formation du pus s'arrête et même ce dernier se résorbe.

B. *Froid*. — 1° Est froid tout ce qui est inférieur à la température du corps. D'où à considérer : 1° le froid humide (au-dessous de 25° jusqu'à 0°) ; 2° la glace fondante (0°).

2° Les compresses froides tendent à se mettre en équilibre avec la température du corps. Elles agissent par suite, au bout d'un certain temps, à la façon de la chaleur humide.

3° Les applications de glace mettent obstacle à la suppuration. Leur action contre la douleur est variable; on peut dire, d'une façon générale, qu'elles produisent une perturbation sur le système nerveux. Leur maintien prolongé amène une stase sanguine et par suite le sphacèle de la cornée.

4° Tous ces résultats, tant pour le froid que pour la chaleur, sont en parfait accord avec les données microbiologiques que nous possédons aujourd'hui.

BIBLIOGRAPHIE

Saint-Yves. — Traité des maladies des yeux.

Gendron. — Traité des maladies des yeux, 1788.

Scarpa. — Traité pratique des maladies des yeux.

Rognetta. — Leçons sur les maladies des yeux.

Yardin. — Thèse de Paris, 1866.

Sichel. — Thèse de Paris, 1866.

Pomier. — Thèse de Paris, 1870.

Journal d'ophtalmologie, tome I, 1872.

De Groefe et Soemisch. — Hand bruch der gesammten Augenheilkunde, page 277.

Valude. — De la kératite à hypopion chez les enfants et de son traitement (Thèse de Paris, 1879).

Vagnat. — Thèse de Paris, 1879.

Bogher. — Thèse de Paris, 1881.

De Latour-Ygest. — Thèse de Paris, 1880.

Thoumas. — Thèse de Paris, 1886.

Recueil d'ophtalmologie, 1878.

Sichel. — Traité pratique des maladies des yeux.

La Corbière. — Traité du froid, Paris, 1866.

Jaccoud. — Dictionnaire de médecine et de chirurgie pratiques. Articles : Froid, chaleur, cataplasmes.

Dechambre. — Dictionnaire des sciences médicales. Articles : Froid, cataplasme.

Labadie-Lagrave. — Du froid en thérapeutique (Thèse d'agrégation, Paris, 1878).

Méjasson. — Thèse de Paris, 1879.

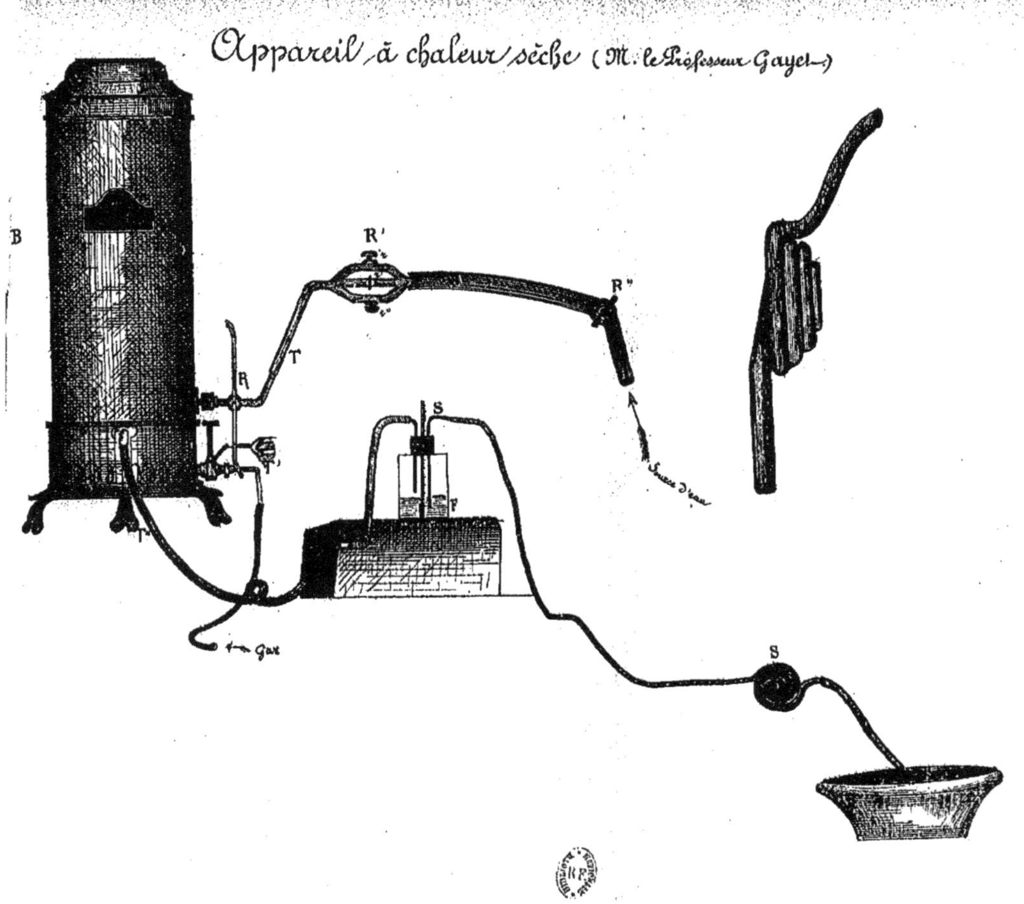

Appareil à chaleur sèche (M. le Professeur Gayet)
B
R'
R"
R
T
S
F
S
↑ au gaz
Source d'eau

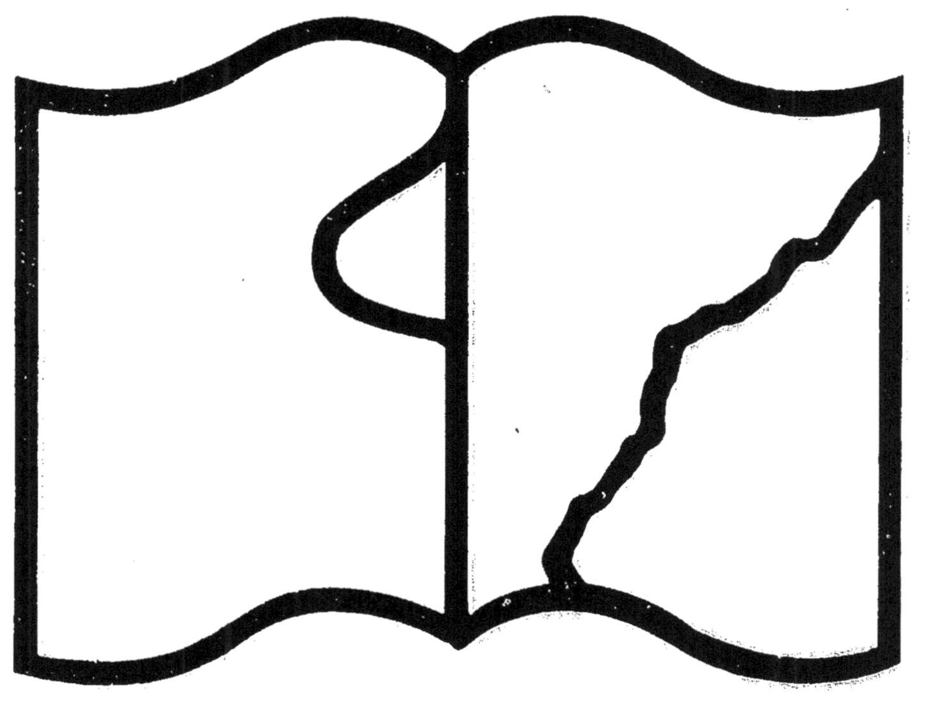

Texte détérioré — reliure défectueuse

NF Z 43-120-11

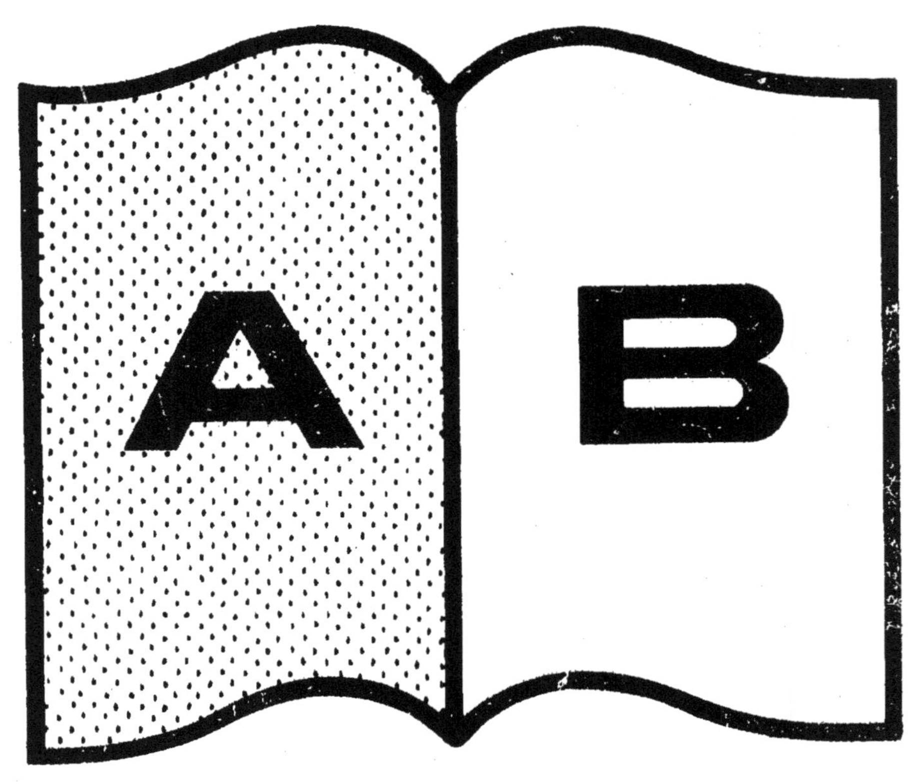

Contraste insuffisant

NF Z 43-120-14

www.ingramcontent.com/pod-product-compliance
Ingram Content Group UK Ltd.
Pitfield, Milton Keynes, MK11 3LW, UK
UKHW020934120726
13693UKWH00003B/1330